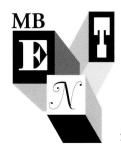

JN095285

編集企画にあたって……

　ヒトの鼻の重要な機能として，嗅覚機能，音響共鳴機能と並んで，上気道の起始部としての気道吸気の加温・加湿作用，異物除去作用，鼻腔粘膜の周期的な腫脹と収縮による鼻腔通気性の調節による生理的呼吸運動の維持，などが挙げられる．この観点からみると，"適度"な鼻汁分泌，鼻腔通気の知覚と抵抗感，は全ての健常な人が有している症状（状態）といえる．これを裏返せば，多くの鼻疾患の主訴である"はなづまり"は，鼻腔通気性が何らかの機序で変調をきたした状態と捉えることができる．

　"はなづまり"はあくまで個人が自覚的に感じる症状であるために，病的であるとの診断あるいは重症度判定においても，客観的パラメーター設定が難しい面がある．"はなづまり"は「安静呼吸状態で鼻を通る空気量が不十分と感じる自覚症状」とされる．一方でこの点から，① 自覚症状の発現とその捉え方には個人差が大きい，② 鼻腔内の状態や客観的検査所見と自覚症状の重症度との乖離がしばしば認められる，といった特徴がある．

　以上の背景を踏まえ，本号では病態生理に裏付けられた診断治療における最新トピックスを中心に解説をしていただいた．客観的評価法としての音響鼻腔計測検査，新たに刊行された嗅覚診療ガイドラインにおける分類法と位置づけ，社会的にも問題となっている睡眠障害との関連性，などである．また治療法では，最新のガイドラインに則った薬物療法，局所処置・エアロゾル療法の適応，について解説していただいた．手術療法についても機能維持と低侵襲をキーワードに解説していただいている．

　また構成的には，3つの切り口から"はなづまり"をわかりやすく解説するよう試みた．すなわち，① 内的要因といえる，「ヒト鼻腔の解剖生理との関連性」，「評価法と検査法」，「嗅覚障害」・「睡眠障害」との関連性，「心因・加齢・ホルモン」の影響，② 外的要因といえる「アレルギー性鼻炎・花粉症」と「副鼻腔炎」における症状の特徴と診断のポイント，③ これら内外の要因を踏まえた上での治療法としての，「薬物療法」，「局所処置とネブライザー療法」，「鼻中隔矯正術」，「下鼻甲介手術」，についてである．

　これら各テーマに関して第一線でまさに現在ご活躍中の新進気鋭の諸先生方に担当してもらった．一読していただければその豊富な診療経験に裏打ちされた最新の内容に満足していただけるものと考えている．結びにあたり，多忙な中執筆していただいた諸先生方に心より感謝を申し上げると同時に，この古くて新しいテーマを取り上げる機会を与えていただいた編集主幹の先生方に深謝する．

2019 年 12 月

竹野幸夫

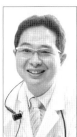

青井 典明
（あおい　のりあき）

2000年　島根医科大学卒業
　　　　同大学耳鼻咽喉科入局
2002年　国立浜田病院耳鼻咽喉科
2003年　島根大学大学院医学研究科入学
2005年　同大学医学部附属病院，助手
　　　　独立行政法人国立病院機構横浜田医療センター耳鼻咽喉科
2007年　島根大学医学部耳鼻咽喉科，助教
2008年　同大学大学院医学研究科修了
2010年　同大学医学部耳鼻咽喉科，講師
2017年　同，准教授

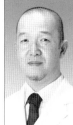

中島 逸男
（なかじま　いつお）

1994年　獨協医科大学卒業
2001年　同大学大学院修了（耳鼻咽喉科）
2002年　厚生連下都賀総合病院耳鼻咽喉科，医長
2005年　ドイツ，マンハイム大学耳鼻咽喉科留学，客員医師
2007年　獨協医科大学耳鼻咽喉科，講師
2011年　同大学耳鼻咽喉・頭頸部外科，講師
2013年　同大学睡眠医療センター出向
2017年　同大学耳鼻咽喉・頭頸部外科，准教授

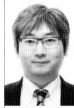

堀部 裕一郎
（ほりべ　ゆういちろう）

2011年　愛知医科大学卒業
2017年　同大学耳鼻咽喉科，医員助教
2018年　広島大学大学院医系科学研究科，助教

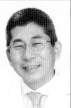

志賀 英明
（しが　ひであき）

1995年　金沢大学卒業
　　　　同大学附属病院研修医（耳鼻咽喉科）
1997年　米国ジョージタウン大学研究員
1999年　金沢大学大学院医学研究科修了，医学博士（耳鼻咽喉科）
2000年　舞鶴共済病院，医長（耳鼻咽喉科）
2003年　米国 NIH 研究員
2007年　金沢大学附属病院，助教（耳鼻咽喉科・頭頸部外科）
2009年　金沢医科大学，講師（耳鼻咽喉科学）
2013年　同，准教授

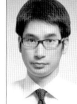

中村 陽祐
（なかむら　ようすけ）

2003年　鳥取大学卒業
　　　　同大学耳鼻咽喉科入局
2008年　松江赤十字病院耳鼻咽喉科
2010年　鳥取大学大学院修了
2012年　同大学耳鼻咽喉科，医員
2014年　同，助教

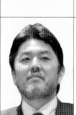

松岡 伴和
（まつおか　ともかず）

1996年　山梨医科大学卒業
2000年　米国 The Scripps Research Institute
2011年　英国 Imperial College London, National Heart and Lung Institute, Department Allergy and Clinical Immunology
2013年　山梨大学大学院総合研究部耳鼻咽喉科・頭頸部外科，講師

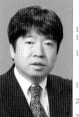

竹野 幸夫
（たけの　さちお）

1987年　京都大学卒業
1991年　広島大学大学院医学系研究科修了
1992～94年　Research Fellowship in Department of Otolaryngology, University of Toronto
1996年　帝京大学医学部耳鼻咽喉科，助手
2005年　広島大学大学院医歯薬学総合研究科，准教授
2018年　同大学大学院医系科学研究科，教授

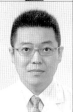

兵　行義
（ひょう　ゆきよし）

2003年　川崎医科大学卒業
　　　　同大学耳鼻咽喉科入局・研修医
2005年　同科，臨床助手
2006年　同大学大学院内耳形態免疫系入学
2010年　同大学耳鼻咽喉科，臨床助手
2014年　同，講師

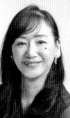

宮之原 郁代
（みやのはら　いくよ）

1988年　鹿児島大学卒業
　　　　同大学耳鼻咽喉科・頭頸部外科入局
2000年　同大学耳鼻咽喉科・頭頸部外科，講師
2004年　国立療養所星塚敬愛園耳鼻咽喉科
2010年　鹿児島大学耳鼻咽喉科・頭頸部外科，客員研究員

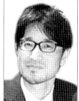

都築 建三
（つづき　けんぞう）

1996年　兵庫医科大学卒業
2001年　同大学大学院修了
2001～03年　米国 University of Florida 留学
2003年　兵庫県立淡路病院耳鼻咽喉科，医長
2004年　鷹の子病院耳鼻咽喉科，医長
2005年　兵庫県立柏原病院耳鼻咽喉科，医長
2006年　兵庫医科大学耳鼻咽喉科，助手
2009年　同，講師
2014年　同（耳鼻咽喉科・頭頸部外科），准教授

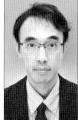

平位 知久
（ひらい　ともひさ）

1994年　広島大学卒業
　　　　同大学医学部耳鼻咽喉科入局
1996年　北九州総合病院耳鼻咽喉科
1998年　広島大学医学部耳鼻咽喉科，医員
2001年　尾道総合病院耳鼻咽喉科，助手
2004年　県立広島病院耳鼻咽喉科・頭頸部外科，部長

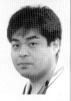

渡邊 毅
（わたなべ　たけし）

2005年　北里大学卒業
　　　　国立病院長崎医療センター初期研修医
2007年　長崎大学耳鼻咽喉科
2008年　佐世保総合病院耳鼻咽喉科
2009年　国立病院長崎医療センター耳鼻咽喉科
2012年　長崎大学耳鼻咽喉科，助教
2014年　同，助教
　　　　同大学医療教育開発センター，助教（兼任）
2015年　同大学大学院修了
2017年　同，耳鼻咽喉・医育センター，講師（病院）

WRITERS FILE ライターズファイル（50音順）

CONTENTS   "はなづまり" を診る

編集企画／竹野幸夫
広島大学教授

Monthly Book ENTONI　No. 241/2020. 2　目次

編集主幹／市川銀一郎　小林俊光

【ENTONI®（エントーニ）】
ENTONIとは「ENT」（英語のear, nose and throat：耳鼻咽喉科）にイタリア語の接尾辞ONEの複数形を表すONIをつけ，耳鼻咽喉科領域を専門とする人々を示す造語．

鼻出血の対処法

"みみ・はな"
私の day & short stay surgery
—適応と限界—

ENTONI
Monthly Book
エントーニ

編集主幹
本庄　巌　（京都大学名誉教授）
市川銀一郎　（順天堂大学名誉教授）
小林俊光　（仙塩利府病院耳科手術センター長）
定価（本体価格 2,500 円＋税）

実践！
内視鏡下鼻内副鼻腔手術
—コツと注意点—

ネブライザー療法
—治療効果を高めるコツ—

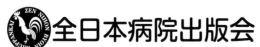
全日本病院出版会　〒113-0033　東京都文京区本郷 3-16-4　Tel:03-5689-5989
www.zenniti.com　Fax:03-5689-8030

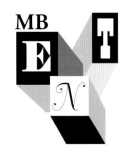

MB ENT, 241 : 1-8, 2020

◆特集・"はなづまり"を診る

鼻腔生理とはなづまりの病態

堀部裕一郎[*1]　竹野幸夫[*2]

Abstract　"はなづまり"は医学的には"鼻閉"と呼ばれる自覚症状を指す．すなわち鼻閉の発現とその捉え方には個人差が大きく，検査結果と乖離が生じるなど，客観的な診断と評価が難しい．その一助となるよう，本稿では主として鼻腔構造と，本来有する生理機能との関連性に着目し概説した．内容として，鼻腔構造による影響(1. 外鼻と鼻前庭，2. 鼻中隔弯曲と鼻甲介肥大，3. 鼻腔側壁と鼻道の構造，後鼻孔)，生理機能の観点からの影響(1. 自律神経機構と血流動態，2. 鼻腔知覚と鼻閉感，3. 覚醒と睡眠による影響，4. 加齢による影響)に分類し，文献的考察を交えて概説した．また，鼻閉を生じる原因疾患を分類し，鼻閉への対応指針についても論じた．

Key words　鼻閉(nasal blockage)，鼻腔解剖(anatomy of the nose)，人種差(difference in races)，鼻腔生理(nasal physiology)，鼻サイクル(nasal cycle)

はじめに

そもそも"鼻閉"とは，いわゆる"鼻がつまる"ことである．具体的には ① 鼻から上咽頭にかけて空気の通過を妨げる要素が生じて，鼻呼吸がうまくいかない状態[1]，② 安静呼吸状態で鼻を通る空気量が不十分と感じる自覚[2]，などと成書には定義されている．鼻閉は鼻疾患のほとんどに認められる症状であるが ① 自覚症状の発現とその捉え方には個人差が大きい，② 鼻腔内の状態や検査所見と自覚症状の重症度との乖離がしばしば認められる，といった特徴があり，客観的な診断と評価が難しい．

鼻閉の病因を大別すると，

1. 解剖学的構造の問題：粘膜の腫脹，甲介骨の肥厚・変形，鼻中隔の弯曲など
2. 鼻腔容積の物理的狭小化：鼻汁分泌過多，鼻ポリープ，異物
3. 固有鼻腔外の要因：上顎腫瘍，副鼻腔囊胞，

鼻前庭囊胞など

4. 心因素因

などに分けられる．本稿では上記の要因に関連したそれぞれの鼻閉症状について，主として鼻腔構造と本来有する生理機能との関連性に着目して概説したいと思う．

鼻腔解剖構造と鼻閉

外鼻と固有鼻腔の構造は，鼻呼吸，保温・加湿などの鼻の生理的機能を維持するための基本となるものである．そして，各部位における解剖学的構造異常は特徴のある鼻閉症状を引き起こすことが知られている[3]．

1. 外鼻と鼻前庭

① 外側鼻軟骨の形成不全，② 鼻翼筋(dilator m.)の萎縮による機能不全，③ 大鼻翼軟骨上縁の内側への回旋(特に隆鼻症例)，などの原因でしばしば鼻閉を生じる．特に ③ は，nasal valve としてしばしば表現されるが，これは Mink(1903)に

[*1] Horibe Yuichiro, 〒734-8851 広島市南区霞 1-2-3　広島大学大学院医系科学研究科耳鼻咽喉科学・頭頸部外科学, 助教
[*2] Takeno Sachio, 同, 教授

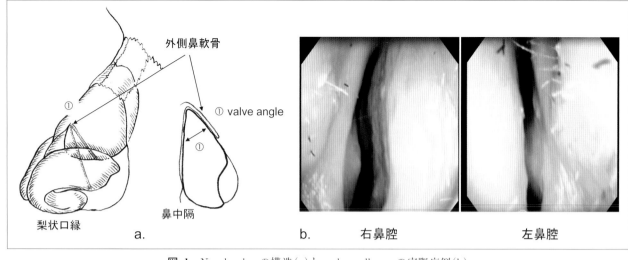

図 1. Nasal valve の構造 (a) と, alar collapse の実際症例 (b)
（a は文献 10 を参考に作成）

外側鼻軟骨
① valve angle
梨状口縁　　a.　鼻中隔　　b.　右鼻腔　　左鼻腔

よって初めて用いられたもので，解剖学的には外側鼻軟骨の下端と鼻中隔によって形成される間隙を指す場合が多い（図 1）．しかし，生理学的に鼻腔内で気流抵抗が最も大きい部位として定義されることもあり，鼻限（limen nasi），梨状口縁（isthmus nasi），flow limiting segment（鼻腔断面積最小部）などとほぼ同じ意味で使用されることもある．この角度（valve angle）は，呼吸運動に伴い開閉しているが，アングロサクソン系人種では一般的に狭く（10～20°），しばしば吸気時の強い鼻閉の原因となる．この現象は alar collapse と呼ばれ，吸気時に鼻翼軟骨が鼻中隔側に吸い寄せられ nasal valve が狭小化して，前鼻孔がスリット状に閉じてしまう現象が観察される[4]．この診断には簡便にできる "Cottle test" が有用である．すなわち，安静呼吸状態で患者の頬を外側に引っ張り，鼻限部を物理的に広げることにより，鼻閉の改善の有無を評価する（Cottle sign 陽性）[5]．欧米人に比較して日本人の valve angle は解剖学的に広がっており，このような状況を呈することは比較的少ない．

2．鼻中隔弯曲と鼻甲介肥大

鼻中隔（nasal septum）は生直後はすべて軟骨で構成されている．生後下方の鋤骨が早期に化骨し，次に骨化が後上方に進行し篩骨垂直板となる．そして，軟骨のままの部分が鼻中隔軟骨とな

る．鼻中隔は胎生期においても約 25％に，軟骨部下方を中心として軽微な弯曲を認めている[6]．出生後に発育は急速に進行し，個人差が大きくなる．この発育は幼小児期では前後方向に大きく，思春期からは上下方向の成長が旺盛となるため，これらの接合部には弯曲（deviation），稜（crista），棘（spine）が形成されやすい．その程度に応じて鼻閉症状の程度も異なる．また，この時期には各甲介壁も発育成長の過程にあるため，弯曲凹側の甲介壁の代償性肥厚も生じやすい．これは鼻腔内の空間が過大になることを防ぐための，生理的代償による甲介の補腔機能と考えられている[7]．

口唇口蓋裂を有する場合，鋤骨の容量が大きくなるという報告がある．特に両側性の口唇口蓋裂では，片側性に比べ有意に広いことが知られている．口唇口蓋裂を有するような上顎形態が鼻中隔の形態にも影響を及ぼす可能性が考えられている[8]．また，幼小児期における慢性的鼻閉は副鼻腔の含気化と顔面骨の発達にも影響を及ぼすとされている．古典的に有名なのはアデノイド顔貌（adenoid face）であり，持続する開口のために上顎骨の上下方向への過伸展と，横径が狭く上方に深いアーチ型の硬口蓋，上顎の発育抑制による下顎の前方への突出（long face syndrome）を特徴とする[9]．同時に咬合不全・咀嚼不全もしばしば合併する．

Area 1: 鼻前庭
Area 2: nasal valve（I-notch）
Area 3: attic area（鼻骨アーチ下の鼻中隔部）
Area 4: 下鼻甲介前方部（c-notch）
Area 5: 下鼻甲介後方部と後鼻孔

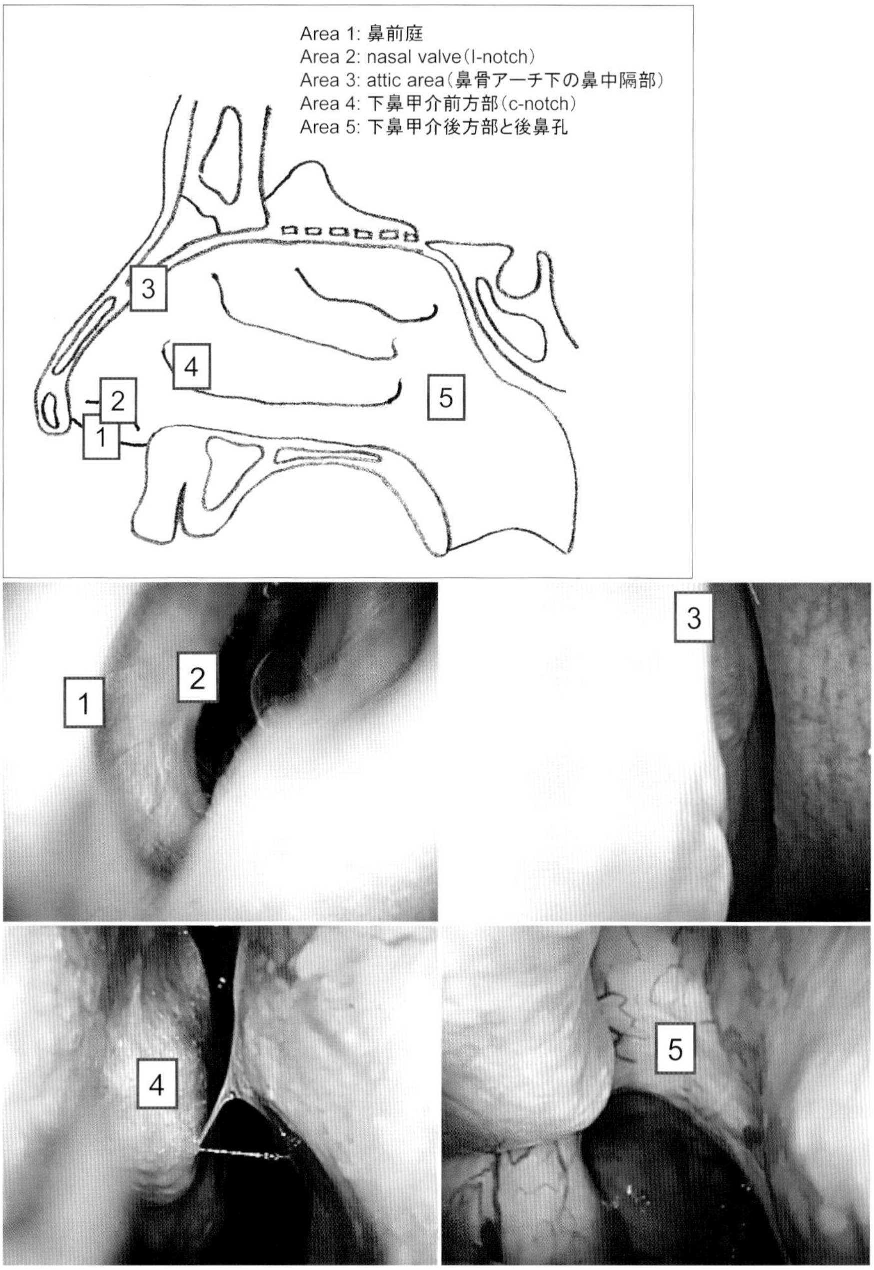

図 2.
鼻閉の好発部位
　a：鼻閉の好発部位の模式
　　図（文献 10，14，15 をもと
　　に作成）
　b：鼻閉の好発部位の内視
　　鏡所見

3．鼻腔側壁と鼻道の構造，後鼻孔

　鼻腔側壁の構造は鼻呼吸の交通路，副鼻腔との換気交通路として重要な役割を果たしている．萎縮性鼻炎に代表される拡大しすぎた鼻道は，しばしば異常な乾燥感を誘発し，鼻閉感を生じる．同時に生理的にも中鼻甲介と鼻腔側壁により形作られる中鼻道との位置と構造は，適度に加湿された吸気を下気道に送り込むことにより，正常な呼吸機能と嗅覚機能を維持するのに重要である[10)11)]．

　また，後鼻孔のサイズと状態は鼻の開存性に影響を与える因子であると同時に，睡眠障害や嚥下障害にも影響を与える．標準的な鼻閉の評価として，鼻腔通気度測定法があるが，アンテリオール法が一般的である．これはノズルにて後鼻腔圧を非測定側の前鼻腔から導出する方法で，圧が高いと鼻閉による睡眠障害の関与も疑われる[12)]．脳血管性認知症で失調性口周囲運動と後鼻孔閉塞と嚥下障害をきたした症例に対し，経鼻エアウェイを挿入することで，鼻呼吸と同時に嚥下障害が改善したとする報告もある[13)]．後鼻孔が開存状態であ

る鼻咽頭閉鎖不全症例にても嚥下機能は低下することが知られているが，反対に後鼻孔閉塞にても同様に低下するため，適度な後鼻孔の開存性が重要であると考えられる．成人における後鼻孔の大きさは，上下方向で24〜33 mm, 左右方向で12〜17 mmと，前鼻孔より大きくなっている．このことは生理的に前鼻孔で主として，「吸気の方向性と気流速度」が調節され，加湿・保温機能が有効に働くようになっているものと解釈可能である．

以上のような解剖学的因子を考慮に入れて，鼻閉の好発部位をまとめてみると図2のようになる[14]．このうち Area 2 に相当する nasal valve は音響鼻腔検査(acoustic rhinometry；AR)で検出される i-notch に相当する．一方，Area 4 に相当する下鼻甲介前方の肥厚部は，鼻アレルギー症例での鼻閉の原因部位として重要である．この部位は acoustic rhinometry による c-notch に相当する[15]．

鼻腔生理機能と鼻閉症状

1．自律神経機構と血流動態

鼻腔には自律神経線維が交感神経と副交感神経の二重支配を介して，鼻粘膜血管と鼻腺に豊富に分布している．相対的に鼻腺が副交感神経優位であるのに対して，静脈洞などの血管系は交感神経優位である．交感神経線維は胸随 T1〜T4 の中間外側核領域に由来しており，この機能低下はしばしば鼻閉の原因となる．例えば，Horner 症候群の随伴症状としても，後述の nasal cycle の消失とともに認められる．鼻腔粘膜は血流動態を生理的に制御することにより粘膜の腫脹と収縮を繰り返しており，過度の腫脹は鼻閉の要因となる[16]．これらの鼻粘膜血流の増減の生理的現象の例としては，体位による影響や血液酸素飽和度による変化などがある．すなわち，通常ヒトは側臥位をとると下になった鼻腔側の粘膜が腫脹し同側の鼻閉感を自覚する．これは腋窩領域への圧刺激に対する神経反射が関与していると考えられている[17]．この現象は，古来より腋窩を圧迫し対側の鼻閉を除

くヨガのポーズなどに取り入れられており，また肋間神経ブロックによりこの反射が消失することも報告されている．また，Valsalva 法(息こらえ)や運動負荷により，鼻粘膜血流は減少し，反対に過換気や寒冷刺激曝露により増大し鼻閉症状が出現する．さらに種々のストレス状況下では交感神経が優位となり，血液中にアドレナリンが放出されるが，これに反応して鼻粘膜は著明に収縮し鼻腔抵抗は減少する．一例として，3000 倍と 5000 倍希釈アドレナリン液を鼻腔内に塗布することで，日本人の下鼻甲介容量をそれぞれ27%と25%収縮させたという報告もある．臨床の鼻出血止血処置の際や経鼻気管挿管の際に頻用される事象である[18]．また，鼻処置に頻用される局所血管収縮薬(塩酸トラマゾリンやナファゾリンなど)の選択的 α 作用を持つ薬剤の噴霧によっても，粘膜は収縮し鼻腔容積が拡大する．その固有鼻腔容積の増加率は，我々の acoustic rhinometry を用いた検討では正常者で$7.0\,cm^3$から平均して$3.8\,cm^3$程度(約54%)の増加であった[19]．このような方法により，鼻閉症状に粘膜腫脹成分がどの程度関与しているかが判別可能である．また，鼻アレルギー患者では局所交感神経の機能低下を反映して，これらの薬剤に対する反応性と持続性の低下も報告されている[20]．

また，生理的安静時状態においても左右の鼻腔粘膜は一定の周期をもって腫脹と収縮を繰り返している．左右の鼻腔でこの位相は反対となっており，鼻腔抵抗値をほぼ一定に保っている．この現象は nasal cycle と呼ばれ，平均周期は 2〜3 時間であり，加齢とともに延長する傾向がある[21]．この現象は中枢の視床下部レベルにおける自律神経の制御を受けており，鼻甲介粘膜下の海綿静脈叢における血管拡張・収縮機構が調節されているためと考えられている[22]．しかしながら，健常者ではこの現象を鼻閉感として自覚している人はほとんどいない．これに対してアレルギー性鼻炎患者では nasal cycle の誇張や消失が報告されており，種々のストレスに対する生理反応が，過剰に生じ

ることにより自覚鼻症状の増悪に寄与していることを示唆している．また，解剖学的に一側鼻腔が極端に狭くなっている症例では，広い鼻腔側の鼻甲介粘膜腫脹に伴い患者は同側の強い鼻閉をしばしば訴える．この現象は paradoxical nasal obstruction と呼ばれている[23]．また，nasal cycle と関連性などの詳細は不明だが，鼻閉を生じる因子には鼻腔の左右差が存在する可能性が報告されている．台湾人 107 人の検討では右側鼻閉には鼻気流抵抗が，左側鼻閉には最小断面積と鼻腔容積がより関連深い因子であり，したがって，その評価には右側は鼻気圧測定法，左側は音響鼻腔計測法が有用であったと述べている[24]．

2．鼻腔知覚と鼻閉感

鼻腔における知覚神経入力情報も鼻閉感の捉え方には重要である．鼻前庭入口部の皮膚には三叉神経の知覚神経終末が皮脂腺・毛根部などを中心に豊富に分布している．実験的にこの部位を気流などで刺激すると通気感が出現し，また麻酔すると鼻閉感が増大することから，この鼻前庭よりの感覚入力も鼻閉の出現に関与していることが想定されている[25)26]．また，鼻閉はしばしば慢性的な頭痛の原因となりうるが，これは鼻腔内に分布する三叉神経が刺激され，その関連痛(referred pain)として生じるものである．鼻腔内の鼻中隔側よりむしろ鼻腔側壁側のほうが過敏であるとされている[27]．また，鼻腔知覚と適度の鼻腔抵抗は one airway の観点からみた下気道の機能維持にも重要である．鼻腔抵抗は安静呼吸時の全気道抵抗の約半分を占めるとされている．このことは吸気の加温・加湿・浄化作用などの鼻腔生理機能と密接な関係を持っていると同時に，適度な鼻腔抵抗の存在は肺の弾性を保持するために不可欠であるといえる[28]．

3．覚醒と睡眠による影響

正常なヒトでも自律神経の影響で鼻粘膜は副交感優位となる夜間睡眠時に腫脹しやすい．したがって，夜間の高度な鼻閉は鼻呼吸を障害し，睡眠時無呼吸の要因の 1 つとなる[29]．この睡眠時無呼吸症候群の病態にも，鼻呼吸の障害としての鼻閉は密接に関係している．生理的に覚醒から睡眠に移行する際，横隔膜などの呼吸筋の運動は維持されるのに対して，鼻呼吸の維持に重要な口蓋帆張筋などの軟口蓋周囲の筋群はその活動が抑制される[30]．鼻閉の状態で入眠すると，口鼻呼吸への転換不良のため睡眠時呼吸障害をきたす可能性が示唆されている．特に新生児・乳児期は，喉頭が高位にあり下咽頭腔が未発達なため，口呼吸がまだ確立していない．このため，鼻閉のために容易に換気障害・哺乳障害を起こしやすく注意が必要である[31]．

4．加齢による影響

乳幼児期から学童期までの小児では，顔面骨発達と鼻腔をとりまく副鼻腔の含気化がまだ終了していないため，鼻閉の病態生理も成人とは大きく異なっていることに注意が必要である[31)32]．小児の鼻腔抵抗は正常でも 8 歳頃までは一般に高値を示すことが多く，8～11 歳にかけて急に低下し，その後は変動しつつゆるやかに低下していく[33]．この時期の鼻腔抵抗の変化は，身長・体重の変化と相関を示している．20～50 代までの鼻腔抵抗はあまり変化せずに推移する．その後，加齢に伴い鼻粘膜上皮は萎縮し，粘膜固有層の線維化が進行する．このため，60 歳を過ぎると鼻腔抵抗は低下してくる．しかしながら，同時に鼻汁分泌の調節機能と線毛輸送機能の低下も生じるため，かえって自覚的に鼻閉感や後鼻漏感が増大する場合も多い．

原因疾患の一覧

鼻閉病態と原因疾患により表 1 のように分類される．また，症状の発現具合により，急性のものと慢性のものに大別できる．一般的に前者のほうが症状が強く，後者では症状に乏しく医療機関を受診しないこともしばしばある．左右差の問題も重要であり，一般に全鼻腔抵抗が小さくてもその左右差が大きく持続していると，鼻閉感を生じやすいと言われている[34]．

表 1. 鼻閉を生じる疾患

病態分類	疾患分類	特　色
先天性・解剖学的異常	前/後鼻孔閉鎖	両側性は生下時に発症，迅速な対応が必要，CHARGE 連合(虹彩欠損，心奇形，後鼻孔閉鎖，性器低形成，精神発達遅滞)
	顔面形成不全を伴う異常	Treacher-Collins 症候群，Apert 症候群
	髄膜脳瘤	
	歯牙の異所性萌芽	
	鼻中隔弯曲症	
	鼻甲介肥大，甲介蜂巣	
	Agar collapse	
外傷性	鼻骨骨折，鼻中隔脱臼	交通外傷，スポーツなど
薬物性	点鼻薬	Rhinitis medicamentosa
	内服薬	経口避妊薬(ピル)，向精神薬(フェノチアジン系，ブチロフェノン系)，抗パーキンソン薬 血圧降下薬(Ca 遮断薬)，コカイン中毒
代謝性	甲状腺機能低下症	
急性炎症	急性鼻炎，急性副鼻腔炎	急性炎症に伴う鼻閉
慢性炎症	慢性鼻炎，慢性副鼻腔炎	慢性炎症に伴う鼻閉
	副鼻腔気管支症候群	Kartagener 症候群(線毛運動の先天異常，Immotile cilia syndrome)
特殊炎症	鼻腔結核，AIDS	
アレルギー性	鼻アレルギー	花粉症より通年性ハウスダストのほうが，鼻閉症状が強く出やすい
	気管支喘息	小児において鼻炎の合併率が高い，アスピリン喘息における鼻茸の合併(ASA triad)
腫瘍病変	良性腫瘍	乳頭腫，若年性血管線維腫
	悪性腫瘍	上顎癌，上咽頭癌，悪性リンパ腫
特殊病変	Wegener 肉芽腫	鼻粘膜の壊死性肉芽腫性病変と著しい痂皮形成
	萎縮性鼻炎	
その他	鼻内異物	異物による狭窄と，異物反応に伴う粘膜炎による鼻閉
	アデノイド	アデノイド扁桃肥大に伴う二次性鼻閉
	咽頭弁形成術後	術後の閉塞性睡眠時無呼吸症候群の報告あり
	鼻内タンポン	鼻出血・鼻内手術後
	妊娠時	エストロゲンによる鼻粘膜の腫脹と鼻腺分泌の増加(Gestational rhinitis)

鼻閉への対応指針

　種々の鼻症状の中でも鼻閉は，労働生産性あるいは健康関連 QOL を測定するための尺度からも，身体的側面と精神的側面の両面において大きな低下をきたすことが知られている[35]．鼻閉という単一症状の背景にある鼻腔の病的な状態を評価するには，単一の検査法では氷山の一角を観察するのみであり，また患者の自覚的な訴えのみに耳を傾けるだけでは信頼性を欠く場合が多い．同時に，

鼻閉を生じる疾患のほとんどは鼻腔の形態異常とともに随伴する粘膜病変を伴っている．すなわち鼻中隔弯曲，甲介の肥大などの解剖学的構造異常は，中鼻甲介のポリープ状変化や下鼻甲介のアレルギー性炎症などを誘発しやすく，重症・遷延化しやすい条件となっていることを示している．したがって，治療指針としては，感染・アレルギーなどに対する一次的治療と同時に，背景にある異常構造に対しても機会をみて手術的に矯正をするべきと考えている．

参考文献

1) 内藤義弘, 海野徳二, 矢島 洋ほか：鼻閉感と鼻腔通気度の関係. 日耳鼻, **84**：591-595, 1984.

2) 市村恵一：鼻呼吸に関係した最近の知見. JOHNS, **12**：645-649, 1996.

3) Proetz AW：Structure as a basis for function：30-67, Applied Physiology of the Nose. Annals Publish Co. 1941.

4) Bridger GP：Physiology of the nasal valve. Arch Otolaryngol, **92**：543-553, 1970.

5) Heinberg CE, Kern EB：The Cottle sign：an aid in the physical diagnosis of nasal airflow disturbances. Rhinology, **11**：89-94, 1973.

6) Wake M, Takeno S, Hawke M：The early development of sino-nasal mucosa. Laryngoscope, **104**：850-855, 1994.

7) 高橋 良：甲介の存在とその進化的および臨床的意義. 耳展, **31**：363-371, 1988.

8) Yamaya S, Yamamoto YS, Seki K, et al：Nasal septum morphology in unilateral and bilateral cleft lip and palate determined by 3D cephalometry. Showa Univ J Med Sci, **29**：51-67, 2017.

9) Quick CA, Gundlach KKH：Adenoid faces. Laryngoscope, **88**：327-333, 1978.

10) 夜陣紘治, 竹野幸夫：28 鼻閉. 野村恭也（編）：299-308. CLIENT 21 No.1 症候. 1999.

11) Li C, Farag AA, Leach J, et al：Computational fluid dynamics and trigeminal sensory examinations of empty nose syndrome patients. Laryngoscope, **127**：176-184, 2017.
  Summary ENS(empty nose syndrome)の原因はいまだはっきりしていない. ENS患者6人と, 健常者14人を比較検討した結果, 鼻腔の歪みによる空気力学的障害, 三叉神経知覚の低下が前者にみられた. ENSの発症の寄与についての最初の報告.

12) 内藤健晴：アレルギー検査法. アレルギー・免疫, **18**：894-897, 2011.

13) 山本真由：鼻閉に伴う換気不全により嚥下障害を呈した一症例. 呼吸ケアと誤嚥ケア, **1**：76-79, 2008.

14) Cottle MH：Rhino-sphyngomanometry an aid in physical diagnosis. Int Rhinol, **6**：7-26, 1968.

15) Hilberg O, Jackson AC, Swift DL, et al：Acoustic rhinometry, evaluation of nasal cavity geometry by acoustic reflection. J Appl Physiol, **66**：295-303, 1989.

16) Grevers G, Herrmann U：The "cavernous" tissue of the nasal mucosa. Laryngo Rhino Otol, **66**：152-156, 1987.

17) Eccles RB：Nasal airflow in health and disease. Acta Otolaryngol, **120**：580-595, 2000.

18) 大川 岩：エピネフリンの鼻粘膜収縮作用. 麻酔, **41**：979-983, 1992.

19) 竹野幸夫, 川本浩子, 平田したう ほか：Acoustic rhinometry を用いた鼻処置効果の評価—通年性鼻アレルギー症例と正常例の比較—. 日耳鼻, **101**：900-907, 1998.

20) 今野昭義：鼻粘膜過敏性と自律神経, 鼻過敏症—その病態と臨床—. 第97回日本耳鼻咽喉科学会総会宿題報告：136-147, 1996.

21) 長谷川 誠：Nasal Cycle の研究. 耳鼻, **26**：535-543, 1980.

22) Eccles R, Lee R：The influence of the hypothalamus on the sympathetic innervation of the nasal vasculature of the cat. Acta Otolaryngol, **91**：127-134, 1981.

23) Arbuor P, Kern EB：Paradoxical nasal obstruction. Canad J Otolaryngol, **4**：333-337, 1975.

24) Ng TY, Chen YF, Tsai MH, et al：Objective measurements differ for perception of left and right nasal obstruction. Auris Nasus Larynx, **40**：81-84, 2013.

25) Clarke RW, Jones AS：The distribution of nasal airflow sensitivity in normal subjects. J Laryngol Otol, **108**：1045-1047, 1994.

26) Jones AS, Lancer JM, Shone GR, et al：The effect of lignocaine on nasal resistance and nasal sensation of airflow. Acta Otolaryngologica, **101**：328-330, 1986.

27) Madsen US, Stoksted P, Christensen PH, et al：Chronic headache related to nasal obstruction. J Laryngol Otol, **100**：165-173, 1986.

28) Stupak HD, Park SY：Gravitational forces, negative pressure and facial structure in the genesis of airway dysfunction during sleep. Sleep Med, **51**：125-132, 2018.

29) Tangel DJ, Mezzanotte WS, White DP：Influence of sleep on tensor palatini EMG and upper airway resistance in normal men. J Appl Physiol, **70**：2574-2581, 1991.

30) White DP, Cadieux RJ, Lombard RM, et al：The effects of nasal anesthesia on breathing during sleep. Am Rev Respir Dis, **132**：972-975, 1985.

31) 島田和哉：小児の鼻閉の臨床像. 耳展, **31**：373-397, 1988.

32) Valls-Mateus M, Marino-Sanchez F, Ruiz-Echevarría K, et al：Nasal obstructive disorders impair health-related quality of life in adolescents with persistent allergic rhinitis：A real-life study. Pediatr Allergy Immunol, **28**：438-445, 2017.
Summary 治療に抵抗性の持続性アレルギー性鼻炎(PER)を有する小児患者では, 鼻閉塞性疾患(NOD)の有病率は高い. NOD が生活の質(QOL)を低下させる影響を及ぼすことが判明した. 青年期とは異なり, 小児期では NOD の有無がPER の有無に影響を及ぼす. 小児期における NOD の評価が大切である.

33) 西端慎一：鼻腔通気度における年齢変化. 日耳鼻, **87**：1654-1671, 1984.

34) 児玉 章：鼻閉の自覚と鼻腔通気度. 耳鼻臨床, **76**：2671-2676, 1983.

35) Lamb CE, Ratner PH, Johnson CE, et al：Economic impact of workplace productivity losses due to allergic rhinitis compared with select medical conditions in the United States from an employer perspective. Curr Med Res Opin, **22**：1203-1210, 2006.
Summary アメリカにおけるアレルギー性鼻炎による職場での生産性の損失具合を, 他疾患(冠動脈性疾患, 高血圧, 糖尿病, 呼吸器感染症, 喘息, ストレス, うつ病, 関節リウマチ, 不安障害など)と比較した. アレルギー性鼻炎症状により, 1 年に 3.6 日欠席し, 1 日当たり 2.3時間生産性が低下した. 1 人当たりの年間総生産性の損失は 593 ドルであり, 他疾患のいずれよりも高い損失であった.

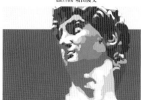

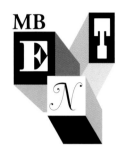

MB ENT, 241：10-16, 2020

◆特集・“はなづまり” を診る

はなづまりの評価法と検査法

中村陽祐[*1]　竹内裕美[*2]

Abstract　「はなづまり」は，鼻副鼻腔疾患の最も一般的な症状の1つである．患者の訴える「はなづまり」は「はなづまり感」であり，必ずしも鼻腔の通気性が低下しているとは限らない．したがって，「はなづまり」の評価には，自覚的な「はなづまり感」の強さの評価に加えて，客観的な鼻腔通気性の評価が必要である．鼻腔通気性を客観的に評価する代表的な検査法は，鼻腔通気度検査と音響鼻腔計測検査である．鼻腔通気度検査は鼻腔通気性を鼻腔抵抗で評価する生理学的検査であり，音響鼻腔計測検査は外鼻孔から任意の距離の鼻腔断面積を計測する形態学的検査である．「はなづまり」の診療の一助となるよう，本稿では2つの検査法について解説する．

Key words　鼻閉(nasal obstruction)，鼻腔抵抗(nasal resistance)，鼻腔通気性(nasal patency)，鼻腔通気度検査(rhinomanometry)，音響鼻腔計測検査(acoustic rhinometry)

はじめに

「はなづまり」は，鼻副鼻腔疾患の最も一般的な症状の1つである．患者の訴える「はなづまり」は「鼻閉感・鼻がつまった感じ」であり必ずしも鼻腔の通気性が低下している状態とは限らない[1]．また，「はなづまり」の原因は多岐にわたり，鼻副鼻腔疾患のみでなく，咽頭疾患や全身疾患なども考慮しながら検査を進める必要がある．したがって，「はなづまり」の診断の第一歩は鼻腔の通気性を正しく評価することである．鼻腔通気性を評価するためには鼻腔通気度検査や音響鼻腔計測検査をはじめ，いくつかの検査法が臨床で使用されている．それぞれの検査法には特徴があり，利点と欠点を理解しなければ，検査結果を正しく解釈できない．したがって，「はなづまり」を評価するためには，自覚的な「はなづまり」の強さの評価に加えて，鼻腔通気性の客観的評価が重要である[2)3)]．

本稿では，「はなづまり」の評価法について，主観的評価法と客観的評価法に分類し，客観的評価法については鼻腔通気度検査と音響鼻腔計測検査に焦点を絞って解説する．

自覚的な鼻閉感の評価

1．口呼吸の有無

アレルギー性鼻炎の「はなづまり」の強さの程度は，口呼吸を指標として，「はなづまり」はあるが鼻で呼吸ができる(＋)，ときどき口呼吸(＋＋)，かなりの時間口呼吸(＋＋＋)，1日中口呼吸(＋＋＋＋)に分類されている[4)]．(＋＋)以上であればQOLに支障を生じるため積極的な治療の対象となる．

2．Visual analogue scale；VAS

痛みや痒みなどの感覚の程度を評価するために広く用いられている検査法である．VASは「はなづまり」の評価においても必要不可欠な方法となっている[5)]．具体的には，10 cmの直線の両端

[*1] Nakamura Yosuke，〒683-8504 鳥取県米子市西町36-1　鳥取大学医学部感覚運動医学講座耳鼻咽喉・頭頸部外科学分野，助教
[*2] Takeuchi Hiromi，同，教授

表 1. 鼻腔通気度検査の保険適用

D245　鼻腔通気度検査　300 点
・関連する手術日の前後 3 月以内に行った場合に算定する.
・なお,手術に関係なく,睡眠時無呼吸症候群または神経性(心因性)鼻閉症の診断の目的で行った場合にも所定点数を算定できる.

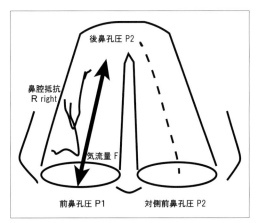

図 2. アンテリオール法の測定原理
　右側の鼻腔抵抗 R right は,気流量 F と右鼻腔前方の圧 P1 および後方の圧 P2 がわかれば算出できる. アンテリオール法では,鼻腔後方の圧 P2 を対側の左前鼻孔から導出する. つまり,R right = ∣ P1-P2 ∣ /F と計算できる

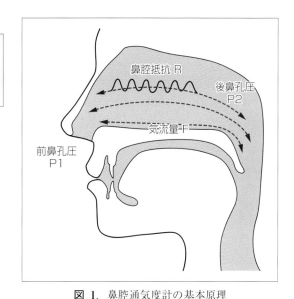

図 1. 鼻腔通気度計の基本原理
(文献 7 より引用)
鼻腔抵抗 R = 鼻腔前後の圧差 ΔP(P1-P2)/気流量 F

に,感覚の両極端(「完全につまっている」・「全くつまっていない」)を示し,患者の自覚的な感覚が直線上のどの位置にあるかチェックさせる. VAS を使用すると,自覚的な感覚の強さを一端からの距離(mm)で数値として表すことができる. 一方,VAS の欠点は,10 cm の直線が示す感覚の幅が各人で異なることである. 「はなづまり」では,「完全につまっている」と「全くつまっていない」の感覚に個人差が少なく,10 cm の直線が意味する感覚の幅も差が少ない. また,左端から30 mm の鼻閉の強さは各人で同じではない. したがって,VAS の測定値を同一症例で比較することはできるが,個体間で比較することはできない[6].

鼻腔通気度検査

　鼻腔通気性を鼻腔抵抗値または気流量で表す最も一般的な客観的な検査法である. この検査は,かなり古くからある検査であり,最初に保険収載されたのは1983年である. その後,検査の適用が変遷し,2006年から現行の適用となっている(表1).

1. 測定原理(図1)

　安静呼吸時の鼻腔の気流を層流とみなすことによって,鼻腔の気流の流れを電気回路のオームの法則(電気抵抗 R = 電圧 V/電流 I)で表すことができる. つまり,鼻腔抵抗 R は,前鼻孔と後鼻孔の気圧差 ΔP(P1-P2)と気流量 F がわかれば,算出できる.

　鼻腔抵抗の測定方法は,後鼻孔の圧の導出方法の違いでアンテリオール法とポステリオール法に分けられる[7].

1)アンテリオール法(図2)

　アンテリオール法は片側の後鼻孔の圧を対側の前鼻孔から導出するものであり,左右の鼻腔抵抗を別々に測定する. 総鼻腔抵抗は,並列抵抗のオームの法則を適応し,計算式(1/R = 1/R1 + 1/R2)を用いて算出した計算値である. アンテリオール法は,さらにノズル法とマスク法に分けられる.

2)ポステリオール法

　ポステリオール法は後鼻孔の圧を口腔から導出する方法であり,左右の鼻腔抵抗と総鼻腔抵抗を実測することができる. 総鼻腔抵抗を実測できる点,片側が完全に閉塞している場合や鼻中隔穿孔がある場合にも総鼻腔抵抗が測定できる点が,ポ

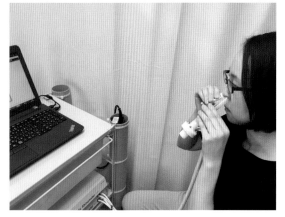

図 3. ノズル・アンテリオール法の実際

ステリオール法の特徴である．しかし，口腔から
うまく圧を導出できない症例が1〜2割あり，アン
テリオール法に比べ測定が難しい．

2．実際の測定

鼻腔通気性は，体位，気温，血圧などの影響を
受けやすいため，測定前15分間は座位で安静を保
ち，環境に順応させる．

1）アンテリオール法
（1）ノズル・アンテリオール法（図3）

気流量とP1導出用の大型のノズルとP2導出用
の小型のノズルを空気の漏れのないように両側の
前鼻孔に挿入する．ノズル法は，簡便で短時間に
測定できるため，日本鼻科学会は本邦での標準的
な測定法として推奨している[8]．ノズルによる前
鼻孔の変形が鼻腔抵抗に影響することが危惧され
るが，日本人は欧米人に比べ鼻幅が広く前鼻孔が
円形に近いためにノズルの影響を受けにくい．口
を閉じて安静鼻呼吸をさせ，モニター上に描出さ
れる圧-気流量曲線が安定した時点で測定する．
測定は1呼吸から複数回の呼吸の平均まで任意に
設定できる．測定中は，ノズルが正しく挿入され
気流の漏れがないことと，口が閉じられて鼻呼吸
のみが行われていることを常に注意する．呼吸圧
が100 Paに達するように被検者に呼吸深度を指
示する．モニター上の圧-気流量曲線を示すこと
で，被検者は適切な呼吸深度がわかりやすくな
る．適切に片側の測定が施行できたことを確認し
たのち，反対側の測定を同じ方法で行う．実際の
測定時間は，通常2〜3分以内である．

（2）マスク・アンテリオール法

対側の前鼻孔に圧導出用チューブの先端を空気
の漏れのないようにテープで固定し，鼻腔後方の
圧P2を，マスクを通して気流量とP1を導出す
る．マスク法は，チューブの固定に時間がかかり，
また固定が悪いと測定中にチューブが脱落するこ
とがある．

2）ポステリオール法

マスクを顔面に密着させ，鼻腔後方の圧を導出
するチューブを口内に保持した状態で鼻呼吸をさ
せて測定する．マスクを通して気流量と鼻腔前方
の圧を，また口蓋レベルでの閉塞がなければ，鼻
腔後方の圧を口腔からチューブを通して導出でき
る．両側の鼻腔で呼吸すれば総鼻腔抵抗が測定で
き，テープで片側の前鼻孔を閉鎖すれば片側の鼻
腔抵抗を測定できる．

3．測定結果（図4）

実際の測定結果を示す．測定結果は圧-気流量
曲線と測定値で表示される．測定値は，鼻腔抵抗
（Pa/cm³/sec），気流量（cm³/sec），鼻腔通気度（1/
鼻腔抵抗，cm³/sec/Pa）で示される．

4．検査結果の指標

日本鼻科学会では日本人の場合，吸気時100 Pa
の値を代表値として推奨しており，成人日本人の
総鼻腔抵抗の基準値は0.25±0.12 Pa/cm³/sであ
る[8]（表2）．国際鼻腔通気度標準化委員会のコンセ
ンサス・レポート[9]では，150 Paの値を代表値と
して推奨しているが，日本人では安静呼吸で150
Paまでに到達することは困難なことが多い．中学
生以上であれば，この値を参考として測定値の評
価を行って問題ないと考えられている．小児の鼻
腔抵抗の参考値は年齢・体格で異なるため，参考
文献を参照されたい[10]．成人では，鼻閉が強くな
り鼻腔抵抗が0.5 Pa/cm³/s以上になると鼻呼吸
から口呼吸に移行する[11]．

鼻腔抵抗と鼻腔気流量は逆数的な関係にあり，
いずれを用いても鼻腔通気性を表すことができ
る．しかし，完全鼻閉の場合，鼻腔抵抗は無限大
となり統計的な処理が難しく，逆に鼻腔気流量は

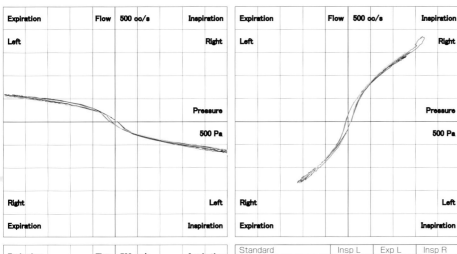

Standard	Insp L	Exp L	Insp R	Exp R	Insp Total	Exp Total
Mean Flow	55.4	57.2	166.9	162.7	222.2	219.8
Mean Resistance	1.810	1.750	0.599	0.615	0.450	0.455
Max deviation	0.135	0.073	0.020	0.006		
Respirations	4	4	4	4		
Left > Right by	193%				LAP −50.2%	LAP −48.0%

Diagnostic		75 Pa	% Ino.	150 Pa	% Ino.	300 Pa
Flow [oo/s]	L	47	47%	69	38%	95
	R	139	54%	214	51%	323
	L+R	186		283		418
	L/R	0.338		0.322		0.294
Resistance	L	1.597	36%	2.168	46%	3.172
	R	0.541	29%	0.700	33%	0.928
	Total	0.404		0.529		0.718

a	b
c	d

図 4. 鼻腔通気度検査の測定結果

NR6 Rhinomanometer を用いて測定した結果を示す

a：左鼻腔の測定結果

b：右鼻腔の測定結果

c：両鼻腔の測定結果

d：数値で表されている結果には 100 Pa の他に 75 Pa，150 Pa，300 Pa での結果も表示される

表 2. 鼻閉の程度と鼻腔抵抗値

0.75 Pa/cm³/s 以上：高度鼻閉	中等度から高度な鼻閉が両側にある
0.50 Pa/cm³/s 以上：中等度鼻閉	一側の頻回または高度な鼻閉，他側は十分または不十分な通気性である
0.25 Pa/cm³/s 以上：ほぼ正常から軽度鼻閉	鼻閉なし，あるいは軽い一側または両側の鼻閉，あるいは間欠的な症状を認める
0.25 Pa/cm³/s 未満：正常	通気性は良好

（文献 8 より引用）

0 となるため統計処理が可能である．

音響鼻腔計測検査

　鼻腔の任意の位置の断面積を測定する客観的検査法である．現在，本邦では A1 Executive acoustic rhinometer（GM Instruments，UK；取扱代理店：フィンガルリンク社）の1機種のみ購入可能である．機器は医療機器として承認されているが，本検査は保険収載されていない．低侵襲で簡便な検査法であることから，普及が期待されている．

1．測定原理

　鼻腔内に放射した音の反射を用いて前鼻孔から

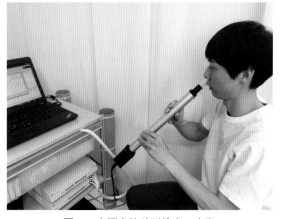

図 5. 音響鼻腔計測検査の実際

任意の距離の鼻腔断面積を測定する[12]. 鼻腔断面積を積分すれば任意の区間の鼻腔容積も算出できる[13]. 鼻腔通気度検査が鼻腔抵抗を指標とした生理学的な検査であるのに対して, 本検査は鼻腔断面積を指標とした形態学的な検査である.

2. 実際の測定(図5)

長さ約50 cm の棒状の金属筒の先端に装着した

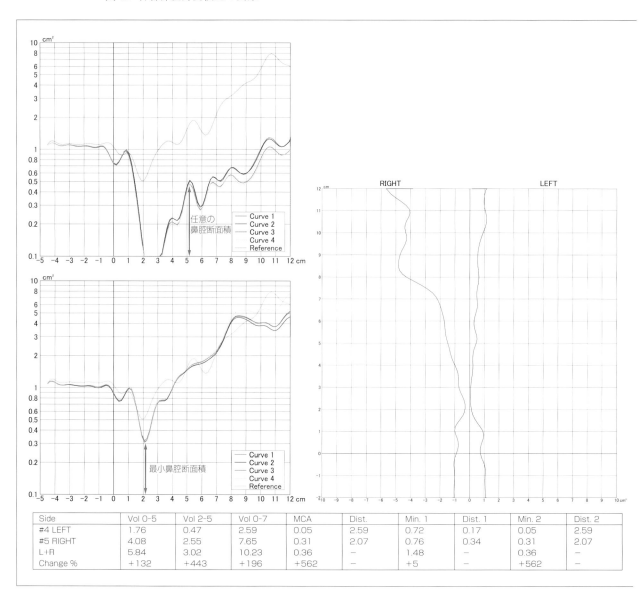

Side	Vol 0-5	Vol 2-5	Vol 0-7	MCA	Dist.	Min. 1	Dist. 1	Min. 2	Dist. 2
#4 LEFT	1.76	0.47	2.59	0.05	2.59	0.72	0.17	0.05	2.59
#5 RIGHT	4.08	2.55	7.65	0.31	2.07	0.76	0.34	0.31	2.07
L+R	5.84	3.02	10.23	0.36	–	1.48	–	0.36	–
Change %	+132	+443	+196	+562	–	+5	–	+562	–

図 6. 音響鼻腔計測検査の測定結果

A1 Executive acoustic rhinometer を用いて測定した結果を示す. スパーク法で
4回測定し, 平均したものが測定値に示される
　a：左鼻腔の測定結果
　b：右鼻腔の測定結果
　c：両鼻腔の測定結果
　d：数値で表されている結果には, 評価に必要な項目を設定し表示できる

ノーズピースを片側の前鼻孔に当て，軽く開口し息を止めた状態で測定する．1回の測定は変動係数10％以下の状態で片側3回以上行うのが望ましく，測定が奇数回の場合には中央値を，偶数回の場合には平均値を代表値とする．音響鼻腔計測検査は鼻腔通気度検査よりも簡単で短時間に行うことができるため，就学前の小児でも測定は可能である．

3．測定結果（図6）

実際の測定結果を示す．縦軸に前鼻孔からの距離，横軸に左右の鼻腔断面積をとった座標軸上に断面積-距離曲線が描かれる．この曲線によって鼻腔の開存度を形態的，視覚的に理解でき，さらに客観的に評価することが可能である．

4．検査結果の指標

前鼻孔から約2cmの部位にfirst notch（I notch）とsecond notch（C notch）と呼ばれる解剖学的狭窄部位がある．それぞれ，鼻弁部と下鼻甲介前端に相当すると言われている[12]．鼻腔の開存度を表す指標としては，鼻腔断面積のうち最小値を最小鼻腔断面積（minimum cross-sectional area；MCA），0～5cmおよび0～7cmの鼻腔容積などが用いられる．今までに報告されているMCAの参考値は，$0.75 \pm 0.26 \, cm^2$（三島ら，2001）[14]，$0.77 \pm 0.25 \, cm^2$（海野，1992）[15]，男性$0.80 \pm 0.22 \, cm^2$，女性$0.71 \pm 0.22 \, cm^2$（大木ら，1994）[16]である．また，0～7cm鼻腔容積の参考値は，一側が$9.78 \pm 3.63 \, cm^3$（三島ら，2001）[14]，両側が男性$23.9 \pm 4.3 \, cm^2$，女性$21.2 \pm 3.7 \, cm^3$（石塚ら，1997）[17]である．しかし，国際的に標準化された指標がないのが現状である．測定値の評価に必要な成人日本人の基準値は，現在，日本鼻科学会鼻腔通気度標準化委員会で検討されている．

おわりに

以上，「はなづまり」の評価法と検査法について解説した．鼻腔通気度検査と音響鼻腔計測検査は，いずれも鼻腔の通気性・開存度を客観的に評価する検査であるが，どちらか一方の検査で他方の検査を代替するものではない．「はなづまり」を客観的に評価するためには，両方の検査結果を組み合わせることによって信頼性の高い鼻腔通気性の評価が可能となる．音響鼻腔計測検査における日本人の参考値は，現在，日本鼻科学会鼻腔通気度標準化委員会を中心に多施設で検討されており，今後の研究の成果が待たれる．

参考文献

1) Eccles R：The relationship between subjective and objective measures of nasal function. 日鼻誌，**37**：61-69，1998.

2) 竹内裕美：鼻づまりの客観的評価について．米子医誌，**67**：1-8，2016.

3) 竹内裕美：鼻腔通気度検査．耳喉頭頸，**89**：207-212，2017.

4) 鼻アレルギー診療ガイドライン作成委員会：鼻アレルギー診療ガイドライン―通年性鼻炎と花粉症―2016年版（改訂第8版）．ライフ・サイエンス，2015.

5) Eccles R, Griffiths DH, Newton CG, et al：The effects of D and L Isomers of menthol upon nasal sensation of airflow. J Laryngo Otol，**102**：506-508，1988.
Summary メントールの異性体を用いた研究で，通気性は客観的評価では変化しなかったが，主観的評価では変化したことが報告された．

6) 竹内裕美，間島雄一，竹内万彦：Visual analogue scaleの手引き．日鼻誌，**42**：313-316，2003.

7) 竹内裕美：鼻呼吸障害の検査法．JOHNS，**30**：405-410，2014.

8) 内藤健晴，宮崎総一郎，野中　聡：鼻腔通気度測定法（rhinomanometry）ガイドライン．日鼻誌，**40**：327-331，2001.

9) Clement PAR, Gordts F：Standardisation Committee on Objective Assessment of the Nasal Airway, IRS, and ERS：Consensus report on acoustic rhinometry and rhinomanometry. Rhinology，**43**：169-179，2005.
Summary 鼻腔通気度検査と音響鼻腔計測検査の，主に測定法や解釈法についての論文のレビューである．

10) Naito K, Kobayashi R, Kato H, et al：Assessing nasal resistance in Japanese children by active anterior rhinomanometry. FMJ，**4**：50-53，2018.

Summary　本邦での多施設共同研究で，1,204人の健康な児童の平均鼻腔抵抗値は吸気時で $0.35 \pm 0.13\,\mathrm{Pa/cm^3/s}$ であることが報告された.

11) 大木幹文：鼻呼吸から口呼吸への転換とその評価法．JOHNS, **12**：659-662, 1996.

12) Hilberg O, Jackson AC, Swift DL, et al：Acoustic rhinometry：evaluation of nasal cavity geometry by acoustic reflection. J Appl Physiol, **66**：295-303, 1989.

13) 加瀬康弘，大木幹文：鼻腔通気度測定法（Acoustic rhinometry）ガイドライン．日鼻誌, **40**：322-326, 2001.

14) 三島陽人，鳥山恭央，飛田　正ほか：Acoustic rhinometry における成人正常者の鼻腔断面積・容積値の加齢変化について．日耳鼻, **105**：503, 2001.

15) 海野徳二：Acoustic rhinometry．海野徳二（編）：57-70, 鼻呼吸障害の解析と機能回復．文光堂, 1992.

16) 大木幹文，臼井信郎：Acoustic rhinometry からみた鼻弁付近．JOHNS, **10**：834-837, 1994.

17) 石塚鉄男，市村恵一：Acoustic rhinometry による正常者の鼻腔の容積と断面積の検討．日鼻誌, **36**：141-144, 1997.

MB ENT, 241 : 17-22, 2020

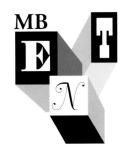

◆特集・"はなづまり"を診る

はなづまりと嗅覚障害

志賀英明*¹　三輪高喜*²

Abstract　気導性嗅覚障害は，鼻呼吸時に外鼻孔から吸入された空気が嗅細胞の存在する嗅裂部に到達せず，におい分子が嗅細胞上の受容体と結合できないために生じる嗅覚障害である．気導性嗅覚障害で最も多いのが，鼻副鼻腔炎を契機とした嗅覚障害である．好酸球性副鼻腔炎の薬物療法では，経口ステロイドが治療の主体となる．また，慢性副鼻腔炎に伴う嗅覚障害に対する内視鏡下鼻副鼻腔手術では，習熟した術者のもとで治療が行われることが重要である．アレルギー性鼻炎マウスモデルの検討からは，気導性と嗅神経性の合併する混合性嗅覚障害の可能性が示唆されている．鼻副鼻腔腫瘍に伴う嗅覚障害では，乳頭腫とその他の悪性腫瘍とでは，現状では嗅覚機能温存に対する優先度も異なっている．現在，欧州で盛んに行われている嗅覚刺激療法を，本邦でも非気導性嗅覚障害を中心に確立したうえで，将来鼻副鼻腔炎治療に応用できるかもしれない．

Key words　気導性嗅覚障害(conductive olfactory dysfunction)，慢性副鼻腔炎(chronic sinusitis)，好酸球性副鼻腔炎(eosinophilic sinusitis)，アレルギー性鼻炎(allergic rhinitis)，内視鏡下鼻副鼻腔手術(endoscopic nasal sinus surgery)，ステロイド(steroid)

はじめに

　はなづまり，いわゆる鼻閉を主訴に耳鼻咽喉科一般外来を受診した患者において，嗅覚障害は自覚に乏しく患者本人も診察医においても見過ごされているケースが少なくないと思われる．一方で，嗅覚専門外来における原因疾患分類で最も多いのが，鼻副鼻腔炎を契機とした嗅覚障害である．近隣の耳鼻咽喉科クリニックより，感冒後の嗅覚障害として紹介を受けた症例においても，詳細に嗅裂を細径ファイバーで観察すると，鼻粘膜にポリープ病変を認めることも少なくない．このような症例では漢方治療より，まず副鼻腔炎に対する加療を優先すべきである．本編においては，はなづまりを訴える患者に対して，嗅覚障害の側面から耳鼻咽喉科一般医がどのように対処すべきか，近年発表された嗅覚障害診療ガイドラインの

内容に準ずる形で，より実臨床に役立つ内容を提示したい．

嗅覚障害の病態分類

　嗅覚障害診療ガイドライン[1]の発表とともに，これまで原因疾患別の分類が中心であったのが，原因部位別に，気導性嗅覚障害，嗅神経性嗅覚障害および中枢性嗅覚障害と分類されるようになった．気導性嗅覚障害は，鼻呼吸時に外鼻孔から吸入された空気が嗅細胞の存在する嗅裂部に到達せず，におい分子が嗅細胞上の受容体と結合できないために生じる嗅覚障害である．慢性副鼻腔炎，特にポリープ(鼻茸)を伴う例に多く，その他アレルギー性鼻炎が原因となる．稀に鼻腔腫瘍や鼻中隔などの骨折により鼻腔内形態に変形が生じ，嗅裂部への気流が障害されて生じる例もある[1]．以前は"呼吸性嗅覚障害"と呼称されていたが，本

*¹ Shiga Hideaki, 〒 920-0293 石川県河北郡内灘町大学 1-1　金沢医科大学医学部耳鼻咽喉科学，准教授
*² Miwa Takaki, 同，教授

表 1. Ｔ＆Ｔオルファクトメーターの嗅覚測定用基準臭

嗅素符号	一般名	においの性質
A	β-Phenylethyl alchol	バラの花のにおい，軽くて甘いにおい
B	Methyl cyclopentenolone	焦げたにおい，カラメルのにおい
C	Isovaleric acid	腐敗臭，古靴下のにおい，汗くさいにおい
D	γ-Undecalactone	桃のカンヅメ，甘くて重いにおい
E	Skatole	糞臭，野菜くずのにおい，いやなにおい

邦の嗅覚障害診療ガイドラインに半年ほど先だって，ドイツのドレスデン工科大学を中心とした国際共同研究グループより発表された，"Position paper on olfactory dysfunction"[2]において，"Conductive olfactory dysfunction"と呼称されたため，本邦でもそれにならった分類名に変更された経緯がある．その他，以前は末梢嗅神経性嗅覚障害と嗅上皮性嗅覚障害に分かれていた分類が，嗅神経性嗅覚障害に統一されたが，本稿では詳細は割愛させていただく．

嗅覚検査の概要

以下に本邦の嗅覚専門外来で標準的に行われている，自覚的または他覚的な嗅覚検査法について，嗅覚障害診療ガイドラインに掲載された内容を中心に示した．特に，内視鏡下鼻副鼻腔手術を専門とされる施設では，術前後の嗅覚機能の評価が強く望まれる．患者から術後に嗅覚低下の訴えがあった際には，術前から嗅覚障害を認めていたのか，術後経過が不良で新たに嗅覚障害が生じたのか，客観的に判断できる資料としては，術前の基準嗅力検査の結果が参考にされると思われる．

1．基準嗅力検査

Ｔ＆Ｔオルファクトメーターは我が国で開発された嗅覚検査キットであり，これを用いて行う検査を基準嗅力検査と呼ぶ．保険請求上は基準嗅覚検査と呼ばれる．Ｔ＆Ｔの名称は開発者の豊田文一（金沢大学耳鼻咽喉科）と高木貞敬（群馬大学生理学）の両名の頭文字に由来するとされる．

Ｔ＆Ｔオルファクトメーターは表1に示す嗅覚測定用基準臭A〜Eの5種類のにおいで構成される．各嗅素は0を正常嗅覚者の域値濃度とし，10倍希釈でBを除いてにおいが−2〜5までの8段階に，Bのみ−2〜4までの7段階に分けられており，−2が最も薄い濃度である．

検者は幅7 mm，長さ140 mmの専用濾紙の一端を持ち，他端の10 mm程度を液体である基準臭に浸してから被検者に渡す．被検者は基準臭のついた濾紙の先端を鼻先約1 cmに近づけてにおいを嗅ぐ．基準臭を提示する順序はAから始めてB，C，D，Eの順とし，Aの−2からにおいを嗅ぎ，表1に示したにおいと同等のにおいの表現できる濃度まで段階的に濃度を上昇させる．快適なにおいと不快なにおいが基準臭Aから基準臭Eで交互に配置されており，被検者が不快なにおいばかりかがされて，協力心を失うことがないよう配慮がされている．表現できたら，次にBの−2からにおいを嗅ぎ，以下同様にEのにおいまで行う．被検者がにおいを初めて感じた番号を検知域値，次に何のにおいか，どんな感じのにおいか表現でき，表1に示したにおいと合っている，または近い表現をしたときの番号を認知域値とする．

2．静脈性嗅覚検査

静脈性嗅覚検査はアリナミン注射液（一般名：プロスルチアミン，10 mg，2 ml）を静脈内に注射し，注射開始からにおいを感じるまでの潜伏時間とにおいを感じてから消失するまでの持続時間を測定する検査である．アリナミン注射液を被検者の左上肢正中静脈へ等速度で20秒かけて注入する．

なお，アリナミンF注射液（一般名：フルスルチアミン）も注射液として存在するが，これはにおいの強度を弱めた製品であり，本検査用注射液としては適していない．

3．OSIT-J

日本人に馴染みのある12種の嗅素を用いて産業技術総合研究所を中心に開発された．におい物質をマイクロカプセル化し，スティック糊様の容器に納められている．専用の薬包紙の半分に直径2 cmの円で塗り付け，塗った側を内側にして半分

に折り，被検者に手渡す．におい物質は紙を擦り合せることでマイクロカプセルから発散される．保険収載されておらず，研究目的での検査キットである．

4．Open Essence

OSIT-J をさらに簡便にする目的で開発されたカード型の嗅覚同定検査である．OSIT-J に使用されている嗅素と同じ12種の嗅素を使用している．名刺サイズの二つ折りカードの内側にマイクロカプセル化した嗅素が直径 3.5 cm の円に特殊印刷されており，カードを開くとマイクロカプセルからにおいが放散される．現状では12種の嗅素カードが 1 包化されているので，スクリーニングなど個別の嗅素を選択して検査を行いたい場合には検査費用が余計にかかるなどデメリットもある．OSIT-J と同様に保険収載されていない．

5．VAS

無地の紙に 100 mm の直線を引き，「全くにおわない」を左端に，「正常ににおう」を右端に置き，次に，患者に現在のにおい状態を線上にプロットしてもらう．左端からプロットした点までの距離がVASのスコア（mm）となる．患者によっては選択を難しく感じる例もある．そういった場合，100 mm の線に 20 mm ずつグリッドを付けて選択させる方法も補助的には可能である．

6．日常のにおいアンケート

日本人になじみのある20種類のにおいの名前が提示されている．これらのにおいについて，「わかる」「時々わかる」「わからない」で答え，それぞれ，2 点，1 点，0 点で点数化する．回答点数の合計点を分子とし，回答項目の満点分を分母とした割合（%）をアンケートスコアとして算出し，においの程度を評価する（（アンケートスコア（%））＝（回答点数の合計点）/（回答項目の満点分）×100）．ただし，「最近，嗅いでない」「嗅いだことがない」という項目が設けられており，これが11項目以上なら検査の信頼性が低く，検査は無効となる．詳細は嗅覚障害診療ガイドラインを参照されたい．

7．嗅球・嗅神経の画像評価

嗅球体積の解析には MRI の T2 強調画像の 2 mm スライス冠状断で，嗅球部分の各スライスでの領域面積を測定する．一般的に 3 スライスぐらいで嗅球の前後をカバーできる．2 mm スライスの円柱体積を積算すれば嗅球体積の近似値を推定できる．感冒後や外傷後の嗅覚障害例では嗅球体積が予後因子であることが明らかとなっている[7]．一方で，嗅上皮の組織生検を行わなくても，より非侵襲的に嗅覚受容体細胞軸索の障害を診断可能な検査として，近年，特発性嗅覚障害の予後診断における有用性も明らかとなっている[8]"オルファクトシンチグラフィ"であるが，アイソトープの経鼻投与といった技術的なハードルもあり，あくまで研究目的の検査にとどまっている．

検査における注意点

実際に嗅裂を詳細に観察するには限界があるため，X 線 CT が施行可能な施設であれば，CT 冠状断の嗅裂所見により閉塞所見の有無を確認するのが，より客観的と考えられる．鼻腔通気度検査は，主に総鼻道の閉塞度合いを反映するため，篩骨洞病変に限局した好酸球性副鼻腔炎などでは，必ずしも嗅覚検査の結果と相関しない印象がある．さらに片側のみの鼻閉所見を呈する症例では，左右を区別せずに行う通常の嗅覚検査では，異常を検出できない可能性がある．季節性アレルギー性鼻炎で片側の著明な下鼻甲介粘膜腫脹所見を呈した症例の鼻腔内所見を示す（図1）．片側ごとの基準嗅力検査を行ったところ，鼻腔閉鎖所見を認め嗅裂所見の確認が困難であった右側の平均検知域値が 4.4，平均認知域値が 5.2 であったのに対し，嗅裂の開放所見を確認できた左側の平均検知域値が 2.0，平均認知域値が 2.0 と比較的嗅覚機能は良好であった．このような症例では積極的に嗅覚障害の有無を問診しない限り，症状が見落とされる可能性がある．また，両鼻での検査結果が病態を反映しないかもしれない．我々の施設では，嗅覚障害の新患症例においては，原則片側

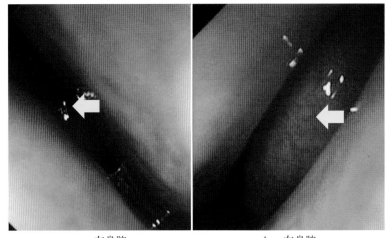

a. 右鼻腔　　　　　　　　　　b. 左鼻腔

図 1. 季節性アレルギー性鼻炎患者の両側鼻腔内所見
矢印は中鼻甲介．右下鼻甲介粘膜が腫脹し右嗅裂が確認困難である．
左嗅裂は開放を認める

ごとに基準嗅力検査を行うようにしている．

　それでは嗅覚検査はおろか，CT 検査もすぐには難しい診療所で，鼻閉を訴える患者において嗅覚障害を，どうすれば簡便に，できれば左右ごとにスクリーニングすることが可能であろうか．筆者らは，アルコール綿を片側の鼻翼を閉鎖しながら交互に外鼻孔の付近にかざして，においがするか確認している．徐々に近づけながら，外鼻孔からどのくらいの距離でにおいがしたかを記録すれば，検知域値検査として活用できる．この方法は嗅覚障害の診療で著名なレオポルド博士（米国，バーモント大学）が推奨される方法である．

　筆者らは，さらにアルコールアレルギーの症例に対して用いられるクロルヘキシジングルコン酸塩液綿が，においがしないのに着目し，閉眼させた状態でアルコール綿と交互に提示しながら，嗅覚分別能力の簡易検査も行っている．以上の方法は，あくまで嗅覚障害の有無を簡易に診断するための代替手段である．詳細は，保険収載されている基準嗅力検査と静脈性嗅覚検査により評価すべきであると考えられる．

慢性副鼻腔炎における嗅覚障害

　嗅裂にポリープが発生しやすい好酸球性副鼻腔炎では，嗅覚障害を主訴として耳鼻咽喉科一般外来を受診する患者が少なくない．好酸球性副鼻腔

炎の薬物療法では，ステロイドが治療の主体となる．これまで本邦で汎用されてきたベタメタゾン点鼻療法は，無作為化比較試験により有効性を確認されていないため，筆者らの施設では主に経口的にステロイドを漸減投与している．投与期間は長くても2週間までとしている．その後，アレルギー性鼻炎合併例では，ステロイド噴霧薬を継続投与して，3ヶ月経過してもCT所見で篩骨洞陰影が消失しない場合は，内視鏡下鼻副鼻腔手術の適応を検討している．補助的に抗ロイコトリエン拮抗薬などを喘息合併例などに使用している．嗅覚障害診療ガイドラインにおいて，慢性副鼻腔炎に伴う嗅覚障害に対する内視鏡下鼻副鼻腔手術の有用性が支持されている．一方で，術者の技量により治療成績が大きく変化すると考えられるため，内視鏡下鼻副鼻腔手術に習熟した術者のもとで治療が行われることが重要と考えられる．

　嗅覚障害診療ガイドラインにおいて，慢性副鼻腔炎に伴う嗅覚障害におけるマクロライド療法の有用性は確立していないと結論されている．感染型の慢性副鼻腔炎症例における内視鏡下鼻副鼻腔手術後の嗅覚障害の予後は好酸球性副鼻腔炎と比較すると，むしろ不良であるとの印象を持っている．細菌感染が嗅上皮の障害にかかわっているとの見解もあり，今後の研究の進展が期待される．

　一方で，薬物療法で一見嗅裂所見が改善したか

にみえる症例でも，篩骨洞病変が残存していると，鼻甲介が腫脹して嗅裂の気導性が不良化する懸念がある．特に，後部篩骨洞病変の存在が重要で，嗅上皮が多く存在する上鼻甲介のポリープ化につながる恐れがある．また，蝶形洞病変の遷延も蝶篩陥凹周囲の粘膜が腫脹して，後鼻孔経由で後方からもたらされる口腔内の食物のにおいの送達が障害される印象がある．内視鏡下鼻副鼻腔手術では篩骨洞と蝶形洞の単洞化が，嗅覚障害改善の側面からも重要であり，安全な蝶形洞開放の知識・技術の習得が強調されるべきと考えられる．具体的な手術法については成書を参照されたい[3]．

嗅裂ポリープ病変でしばしば遭遇する疾患として，呼吸上皮腺腫様過誤腫（REAH）が，治療に難渋する病態の1つに挙げられる．臨床的には好酸球性副鼻腔炎との鑑別は難しく，手術検体の病理報告で明らかになることも少なくない．治療には完全摘出が必要であるが，嗅上皮を可能な限り温存しつつ，腫瘍基部をマージナルに切除して摘出するのが一般的な考え方と思われる．特に，嗅裂部の鼻中隔骨露出の回避が，術後の嗅裂創部の癒着防止につながるとの指摘がある[4]．また，術後の嗅裂創部の癒着予防の工夫として，手術操作後の嗅裂に薄切したゼラチンスポンジを留置し，術後1週間ほど注射針などでステロイド液を連日注入する方法が提唱されている[5]．術後は鼻粘膜が腫脹し，通常の点鼻投与では薬液が嗅裂深部まで到達しない可能性があるため，上記の方法が考案されたと考えられる．鼻中隔粘膜の腫脹などで鼻腔が狭小な症例では，嗅裂への挿入物の留置は中鼻道の交通を障害しないよう慎重に行う必要があるため，十分経験を積んだ指導者のもと行う限りは良い方法と思われる．また，嗅裂内への薬液の直接投与もある程度慣れが必要である．筆者らの施設では，好酸球性副鼻腔炎の術後1週間は，主に経口的にステロイド薬を投与しており，嗅裂部へのステロイド液の点鼻はルーチンでは行っていない．現状では施設ごとに良いと思われる方法で嗅裂の術後処置が行われている．

アレルギー性鼻炎における嗅覚障害

スギ花粉などに起因する，季節性アレルギー性鼻炎に伴う嗅覚障害は可逆性で，花粉飛散期以外には特に症状を認めないことが多い．花粉飛散ピーク時に来院した患者でも，両側の下鼻甲介粘膜が腫脹して完全に嗅裂へのにおい分子の移動が阻害される症例は，多くはないと思われる．むしろ，鼻漏過多によりにおい分子が鼻漏に吸着されて，嗅覚が低下しているような印象を覚える．アレルギー性鼻炎に伴う嗅覚障害に対する，抗ヒスタミン薬の有用性については，十分に確立しているとは言えないが，鼻閉とともに鼻漏抑制効果の高い薬剤が望ましいと考えられる．

通年性アレルギー性鼻炎においては，重症例において粘膜下下鼻甲骨切除術や後鼻神経切断術の術後に，嗅覚機能の改善を得られた症例の経験を有する．一方で，基礎研究においては，アレルギー性鼻炎モデルマウスの検討から，気導性と嗅神経性の合併する混合性嗅覚障害の可能性が示唆されている[6]．したがって，アレルギー性鼻炎に対する外科的治療における，治療後の嗅覚機能の予後についての説明は慎重に行うべきだと考えられる．少なくとも術前に，静脈性嗅覚検査を行い予後の見通しを立てて上記の手術に臨むのが望ましいと考えられる．

腫瘍性病変の取り扱い

鼻副鼻腔原発の乳頭腫では，鼻腔が完全に閉塞したケースを除いては，嗅覚脱失にまで至ることは少ないと考えられる．鼻副鼻腔乳頭腫は基本的にマージナル切除であっても完全摘出すれば再発は少なく，術後の嗅覚機能改善を留意した手術計画が望ましい．上鼻甲介と中鼻甲介を温存しつつ，腫瘍病変を完全摘出するためには，鼻副鼻腔解剖の十分な理解と，斜視鏡を含めた鼻内視鏡操作に習熟する必要がある．上記手術は，REAHと同様に内視鏡下鼻副鼻腔手術に十分な経験を有する指導者のもと行うべき手技と思われる．

嗅神経芽細胞腫や嗅裂原発の悪性黒色腫など生命予後にもかかわる腫瘍性病変では，現状では完全切除を期する場合，嗅覚機能は犠牲とせざるを得ないケースも考えられる．放射線治療に加え，がん化学療法の進歩によりこうした難治性疾患においても，嗅覚機能を温存可能な治療計画が可能となるよう，今後のがん研究の進歩に期待したい．

おわりに

嗅覚障害の病態においては気導性嗅覚障害が，最も改善が期待できる．一方で，好酸球性副鼻腔炎に対する内視鏡下鼻副鼻腔手術後はしばらく嗅覚が改善しても，また再燃を繰り返す症例も少なくない．手術手技のみでは補えない難治性の病態が存在し，ステロイドに代わる治療薬の開発が望まれる．また，基礎研究の結果からは，長期間鼻腔が閉塞した状態が経過した場合でも，嗅上皮における嗅細胞のターンオーバーは継続しており，鼻腔の閉塞状態を改善してにおい分子と嗅細胞の結合頻度を回復することで，嗅覚を回復させることが可能であると考えられている．特に，内視鏡下鼻副鼻腔手術後の嗅覚刺激療法が，嗅覚障害の改善率向上に寄与する可能性がある．現在，欧州で盛んに行われている嗅覚刺激療法を，本邦でも非気導性嗅覚障害を中心に確立したうえで，将来鼻副鼻腔炎治療に応用できるかもしれない．

参考文献

1）日本鼻科学会嗅覚障害診療ガイドライン作成委員会：嗅覚障害診療ガイドライン．日鼻誌，**56**：487-556, 2017.

2）Hummel T, Whitcroft KL, Andrews P, et al：Position paper on olfactory dysfunction. Rhinology Suppl, **54**：1-30, 2017.

3）和田弘太，柳 清：蝶形洞手術．森山 寛ほか（編）：137-151, 内視鏡下鼻内副鼻腔手術―副鼻腔疾患から頭蓋底疾患まで．医学書院，2015.
Summary 安全な蝶形洞の開放には，最後部篩骨洞と蝶形洞との関係，蝶形洞内の構造を十分イメージする必要があり，CT画像のポイントが詳述されている．

4）小松﨑貴美，松脇由典，鷹橋浩幸ほか：好酸球性副鼻腔炎との鑑別が困難だった呼吸上皮腺腫様過誤腫（REAH）の1例．耳展，**57**：276-284, 2014.
Summary 現行の好酸球性副鼻腔炎の診断基準では呼吸上皮腺腫様過誤腫の手術前診断は困難であるが，完全切除で再発は少なく，手術後の病理学的診断が重要と結論されている．

5）小林正佳：好酸球性副鼻腔炎に対する手術―嗅裂の処置，再手術例への対応を含めて―．MB ENT, **216**：36-46, 2018.

6）Ozaki S, Toida K, Suzuki M, et al：Impaired olfactory function in mice with allergic rhinitis. Auris Nasus Larynx, **37**：575-583, 2010.
Summary 嗅覚行動障害を認めたアレルギー性鼻炎モデルマウスの嗅上皮における，粘液腺および炎症性細胞の増加が報告されている．

7）Rombaux P, Huart C, Deggoui N, et al：Prognostic value of olfactory bulb volume measurement for recovery in postinfectious and posttraumatic olfactory loss. Otolaryngol Head Neck Surg, **147**：1136-1141, 2012.

8）Shiga H, Taki J, Okuda K, et al：Prognostic value of olfactory nerve damage measured with thallium-based olfactory imaging in patients with idiopathic olfactory dysfunction. Sci Rep, **7**：3581, 2017.

MB ENT, 241：23-28, 2020

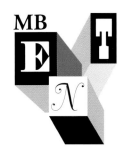

はなづまりと睡眠障害

中島逸男*

Abstract　安静呼吸下でも鼻機能は絶えず変化しており，特に「はなづまり」では上気道のみならず下気道の生理機能の低下を招く可能性があり，睡眠中はよりその傾向が大きくなると思われる．また，健常人においても鼻閉のために生じる開口が，上気道開大筋を弛緩させ，睡眠呼吸障害の発症の起点となり得る．鼻中隔矯正術や下鼻甲介切除術などの数ある鼻科手術は鼻症状の改善だけでなく，CPAP アドヒアランスを向上させる．鼻腔・副鼻腔の機能には気道の加温加湿機能や水分の保持の他にも他臓器の生理的調節にかかわる重要な役割もあり，「はなづまり」にはまだ積み残された未踏の研究課題がある．

Key words　鼻呼吸（nasal breathing），鼻閉（nasal obstruction），鼻腔抵抗（nasal resistance），閉塞性睡眠時無呼吸症（obstructive sleep apnea）

はじめに

耳鼻咽喉科医にとってアレルギー性鼻炎や副鼻腔炎はなじみ深い疾患であるが，それに伴う鼻呼吸障害と睡眠障害，睡眠時無呼吸症を関連づけて診療することは少ないと思われる．

しかしながら，気道抵抗の約60％は鼻にあるとされ[1]（図1），さらにそのうち約80％は鼻腔前部に存在[2]するとされる．すなわち，一定の鼻腔抵抗によって下気道の胸腔内圧とバランスを保っていると考えられている．

そこで本稿では「ははなづまり」に代表される鼻呼吸障害のもたらす睡眠，睡眠中の呼吸への影響について概説する．

安静鼻呼吸からの変化

1．鼻粘膜の生理的変動

鼻腔の通気性は一定ではなく，Nasal Cycle[3]と名付けられ，絶えず変動している．加温には鼻腔前部の海綿静脈叢が関与し，主に吸気時に冷気などの刺激に血管運動神経（自律神経）反射により静脈叢の容積血管が拡張することで，鼻粘膜の表面積が広がり，外気温を体温近くまで温めることができる．一方で，副交感神経を介して鼻腺からの分泌により吸気時に加湿されるメカニズムもあるため，鼻呼吸障害により加温・加湿が妨げられ，温度・湿度ともに低い空気が下気道に吸入されることで肺の伸縮性も低下し鼻肺反射の減弱や，肺低換気が惹起される可能性が指摘されている[4]~[6]．また，睡眠中の Nasal Cycle[3]は覚醒時に比較して，変動周期が長く，より大きく変化し，その体位に依存する傾向を認めた[7]．

2．体位による変動

一般に仰臥位による心臓との静脈圧差が減ることで鼻粘膜容積血管のうっ滞や，体幹部圧センサーによる自律神経の働きによって，座位と仰臥位では仰臥位で鼻腔抵抗も変化し上昇する．そのために仰臥位になる睡眠中は覚醒時よりも鼻呼吸

* Nakajima Itsuo，〒 321-0293　栃木県下都賀郡壬生町大字北小林880　獨協医科大学耳鼻咽喉・頭頸部外科，准教授／獨協医科大学睡眠医療センター

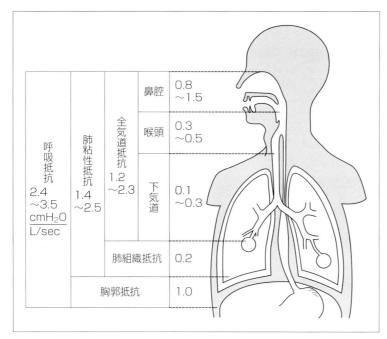

図 1.
上気道の役割：呼吸抵抗の分布
（Otis AB, et al：J Appl Physiol, 1950.
より改変）

障害が生じやすい状況にある．さらには睡眠呼吸障害の患者では健常人と比較し仰臥位への変化により鼻腔抵抗がより高くなることがわかっており[8]，覚醒安静時の鼻腔通気が良好であっても睡眠中の呼吸に影響が生じることを認識する必要がある．

3．口呼吸による鼻呼吸の代償

人は「はなづまり」を自覚すると口呼吸を余儀なくされるが，鼻閉のために開口することにより，特に吸気時に生じる気道抵抗の陰圧化（咽頭のつぶれやすさ；critical pharyngeal pressure（Pcrit））が生じやすくなる[9]．これは開口で下顎が後方に移動することで咽頭の気道径が狭くなること，また舌骨を中心とした上気道開大筋群が弛緩することによると考えられており，鼻呼吸障害による睡眠呼吸障害の発症の起点となり得る．結果として上気道抵抗は閉口時と比較し 2.5 倍まで増加すると報告されている[10]．これは先行する Olsen ら[11]の研究で，健常成人においても，人為的にワセリンを鼻に詰めることで（口呼吸を強制され）睡眠中の食道内圧（すなわち換気努力）が 3 倍にも上昇し，呼吸に大きな力がかかった結果と一致する．

また，口呼吸へ迂回することで鼻呼吸量が低下すると，鼻呼吸時と比較して分時換気量や平均気

流量などの換気ドライブが低下することが報告されている[4]．一酸化窒素 NO は鼻副鼻腔で産生され，その血管拡張作用により，肺でのガス交換の効率化に重要な役割を果たすことが知られているが，鼻呼吸量が低下した口呼吸では NO 産生量が低下し，肺におけるガス交換能が低下することが報告されている[4]．さらに Suzuki らは睡眠中の鼻閉からの代償性口呼吸が自発的な覚醒反応をもたらすことを報告しており[12]，口呼吸そのものが睡眠の質も低下させることが示唆された．

つまり，たとえ安静時であっても鼻呼吸は絶えず変化しており，特に「はなづまり」では気道のみならず体全体の生理機能の低下を招く可能性があり，睡眠中はよりその傾向が大きくなると思われる．

慢性的な鼻閉

1．変動しない鼻閉

Nasal Cycle[3]や生体内外の環境変化により変動する鼻腔前部と異なり，変動しない鼻閉は生理的変動をきたすことが少ない外側鼻軟骨と鼻中隔で挟まれた鼻弁（nasal valve）や弯曲した鼻中隔によって生じる．また，鼻骨骨折などを契機とした斜鼻や瘢痕でも鼻閉をきたすことがある．さらには鼻内のポリープ（鼻茸）や腫瘍もまた物理的な障壁

表 1. 鼻閉をきたしうる誘因

変動しない因子	鼻弁
	鼻中隔弯曲，穿孔
	外鼻変形を含めた鼻腔形態異常
	瘢痕
	鼻ポリープ（鼻茸）
	異物
	良性腫瘍：乳頭腫，血管腫など
	悪性腫瘍
	髄膜瘤
	アデノイド
	顎顔面形態異常
変動する因子	アレルギー性鼻炎
	血管運動性鼻炎
	急性・（ポリープを伴わない）慢性副鼻腔炎
	薬剤性鼻炎
	萎縮性鼻炎
	妊娠

として鼻閉の誘因となり得るが，体位による変動も受けづらく「はなづまり」が恒常化する（表 1）．

生理的に肥大したアデノイド，すなわち咽頭扁桃は同様に肥大した口蓋扁桃もまた小児閉塞性睡眠時無呼吸症（以下，OSA）の誘因とされ，特に合併症のない小児 OSA に対するアデノイド切除術，口蓋扁桃摘出術（以下，adenotonsillectomy）という最も普遍的な手術が治療の第一選択であり，手術によりその多くは著明に改善すると考えられている[13]．2012 年には多施設前向き研究（CHAT study）で adenotonsillectomy の治療効果が報告され，その手術効果は非重症例の 6 歳以上の患児で 79％ と高く，未治療では研究期間の 7 ヶ月間で症状改善が 46％ にとどまるなど，アデノイド，口蓋扁桃肥大が要因の場合は未治療群と比較し，外科的治療を優先することで手術による効果を期待できる[14]．ただし，この研究では対象が 5～9 歳と，本来アデノイド，口蓋扁桃の生理的肥大がみられる 4～6 歳の時期とはわずかに異なりずれを認める他，観察期間が短いなどの問題点があり，その解釈には注意を要する．また，アデノイドに限れば，自験例でこれまで約 5％（97 例中 5 例）ほどの例で術後にアデノイドの再増殖を経験し，症状が残存・再燃したためにアデノイド切除術を再度施行している．再手術例はいずれも 3 歳未満の低年齢での初回アデノイド切除術例で，術後のアデノイドや口蓋扁桃の免疫成熟過程で，再び大きくなったと考えている．

一方で，アデノイドと同様に「変動しない鼻閉」として物理的・流体力学的な障壁として存在する鼻中隔の弯曲やポリープ（鼻茸）を取り除くことによって，術後の無呼吸低呼吸指数（apnea hypopnea index：以下，AHI）も有意に改善するという報告もあるが[15]，概ね主観的な症状や quality of life が改善するというものが多い（表 2）[16)~26)]．終夜睡眠ポリグラフ検査（以下，PSG）では OSA 患者の術後の AHI が改善しなくとも，従来の睡眠脳波判定法（Rechtschaffen & Kales 法）に加え，ノンレム睡眠における睡眠の不安定性の指標となり

うる cyclic alternating pattern（CAP）率が低下し，睡眠が安定することで睡眠の質が改善される可能性が示唆されている[27]．

また，OSA に対する重要な治療法である持続陽圧呼吸（continuous positive airway pressure：以下，CPAP）療法は経鼻マスクを使用するため，鼻呼吸の影響を強く受ける．PSG データを含めた CPAP アドヒアランスの多変量解析では治療前の AHI と鼻腔抵抗値が高いと CPAP の治療継続が困難[28]であったことからも鼻閉の改善が CPAP アドヒアランス向上に繋がることが示唆されている．実際に CPAP アドヒアランス不良例に鼻中隔矯正術を含めた外科的治療を実施し，主観的な症状改善に加えて CPAP 処方圧の軽減や平均使用時間の延長，使用率の上昇を認めている[29)30)]．

2．変動する鼻閉

スギ花粉症も含めたアレルギー性鼻炎もまた鼻呼吸障害を引き起こす疾患であるが，集中力や生産性の低下，QOL の低下が報告されている[31]．特にスギ花粉の飛散最盛期には自覚的な症状だけでなく，睡眠効率やレム睡眠の割合が変化するなど睡眠の質にも影響する[32]．なかでも，くしゃみや鼻漏でなく，「鼻閉」が自覚的な「睡眠の質」を悪

表 2. 鼻科手術による睡眠呼吸障害への影響

文献	研究内容	術式	n	症状の改善	終夜睡眠ポリグラフ検査 PSG の改善
Verse et al. 2002[16]	controlled, prospective	鼻中隔矯正術, 外鼻形成術, FESS	26	あり	なし
Kim et al. 2004[17]	noncontrolled, retrospective	鼻中隔矯正術, 下鼻甲介手術	21	あり	あり(19%)
Virkkula et al. 2006[18]	noncontrolled, prospective	鼻中隔矯正術, 外鼻形成術, 下鼻甲介手術	40	なし	なし
Koutsourelakis et al. 2008[19]	controlled, prospective	鼻中隔矯正術	49	—	なし
Li et al. 2008[20]	noncontrolled, prospective	鼻中隔矯正術, 下鼻甲介手術	51	あり	なし
Li et al. 2008[21]	noncontrolled, prospective	鼻中隔矯正術, 下鼻甲介手術	52	あり	
Morinaga et al. 2009[22]	noncontrolled, prospective	鼻中隔矯正術, 下鼻甲介手術, FESS	35	—	あり(23%)
Tosun et al. 2009[23]	noncontrolled, prospective	FESS	27	あり	なし
Li et al. 2009[24]	controlled, prospective	鼻中隔矯正術, 下鼻甲介手術	66	あり	なし
Choi et al. 2011[25]	noncontrolled, prospective	鼻中隔矯正術, 下鼻甲介手術, FESS	22	あり	なし
Sufioğlu et al. 2012[26]	noncontrolled, prospective	鼻中隔矯正術, 外鼻形成術, FESS	31	あり	なし

FESS；Functional Endoscopic Sinus Surgery

化させ，結果的に日中の生活に影響する可能性が示唆された．しかしながら，通年性アレルギー性鼻炎では，季節性アレルギー性鼻炎とは異なり，鼻粘膜のリモデリングが生じ，粘膜下腺の過形成，基底膜肥厚などの不可逆的な変化をきたすと考えられており，ひとくくりに同一病態として「鼻閉」とのかかわりを説明することは難しい．また，アレルギー性鼻炎におけるプロスタグランジンやヒスタミン，ロイコトリエンなどの炎症性メディエーターが視床下部などを中心とした睡眠調節中枢に作用する可能性については未知の部分も多く，今後の重要な研究テーマの1つとなると思われる．

近年，OSA の多様性をめぐる考えが広がっている．従来からの解剖学的要因によって生じる OSA だけでなく，その病態を理解するうえで，Wellman ら[33]の考える OSA の病因モデルには，上気道の解剖の異常の他に咽頭虚脱時の咽頭開大筋の反応の低下，呼吸中枢の不安定性・高いループゲイン，低い覚醒閾値の生理学的要因が挙げら

れている(図2)．実際には，これらの4つの要因が複雑に絡み，さらに個体差もあるため，局所の口腔内所見だけでなく，鼻腔前部から鼻咽腔，咽喉頭の評価が可能な耳鼻咽喉科医による積極的な診断・各病因病態生理に応じた治療介入が期待されている．

おわりに・これから

また，鼻は空気の通り道としてだけでなく，脳のラジエーター(冷却装置)としての働きを持っていると考えられている．実際に画像検査で矢状断像を見ると鼻と脳が近接しており，鼻に問題が生じれば近接する臓器である脳も影響を受けることが想像できる．具体的には(人体では)鼻腔粘膜で冷やされた静脈血が頭蓋内の温度調節の役割を担っている[34]．しかしながら，口呼吸では気化熱を利用した鼻粘膜での水分の蒸発が十分にできないため，効率的な冷却が難しくなると考えられる．このように鼻腔・副鼻腔の機能には上述の気道の加温加湿機能や水分の保持の他にも他臓器の

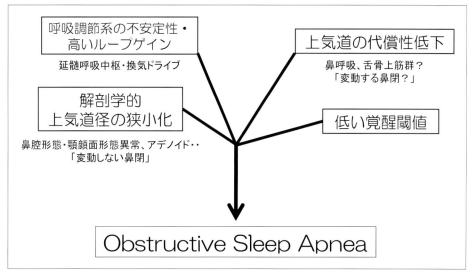

図 2. OSA を構成する 4 つの生理学的要因
（文献 33 より）

生理的調節にかかわる重要な役割もあり，「はなづまり」にはまだ積み残された未踏の研究課題があると思われる．

文　献

1) Otis AB, Fenn WO, Rahn H：Mechanics of breathing in man. J Appl Physiol, **2**：592-607, 1950.
   Summary　気道抵抗は鼻腔が最大で，全気道抵抗の 50～60％を占める．
2) Jones AS：Practical and theoretical considerations of airflow in nasal surgery. In：Moffat DA, editor：207-224, Recent Advances in Otolaryngology. Edinburgh：Churchill Livingstone, 1995.
3) Kayser R：Die exakte Messung der Luftdurchgaengigkeit der Nase. Arch Laryng Rhinol（Berl.）, **8**：101, 1895.
4) Georgalas C：The role of the nose in snoring and obstructive sleep apnoea：an update. Eur Arch Otorhinolaryngol, **268**：1365-1373, 2011.
   Summary　OSA の多様性を指摘し，なかでも鼻呼吸障害による下気道への影響や治療などについて概説した．
5) Ogura JH, Nelson JR, Dammkoehler R, et al：Experimental observations of the relationships between upper airway obstruction and pulmonary function. Trans Am Laryngol Assoc, **85**：40-64, 1964.
6) Rochester DF, Braun NM：Evidence from inhibiting diaphragmatic activity with respirators. Am Rev Respir Dis, **119**(Suppl)：77-80, 1979.
7) Rohrmeier C, Schittek S, Etll T, et al：The nasal cycle during wakefulness and sleep and its relation to body position. Laryngoscope, **124**(6)：1492-1497, 2014.
8) 中田誠一，川野和弘，大木幹文ほか：睡眠時無呼吸症候群における鼻腔抵抗値の体位変化．日鼻誌，**43**：391-395, 2004.
9) Meurice JC, Marc I, Carrier G, et al：Effect of mouth opening on upper airway collapsibility in normal sleeping subjects. Am J Respir Crit Med, **153**：255-259, 1996.
10) Fitzpatrick MF, McLean H, Urton AM, et al：Effect of nasal or oral breathing route on upper airway resistance during sleep. Eur Respir J, **22**：827-832, 2003.
11) Olsen KD, Kem EB, Westbrook PR：Sleep and breathing disturbance secondary to nasal obstruction. Otolaryngol Head and Neck Surg, **89**：804-810, 1981.
12) Suzuki M, Furukawa T, Sugimoto A, et al：Relationship between oral flow patterns, nasal obstruction, and respiratory events during sleep. J Clin Sleep Med, **11**(8)：855-860, 2015.
13) American Academy of Pediatrics：Clinical practice guideline：diagnosis and management of childhood OSAS. Pediatrics, **109**：704-712, 2002.

14) Marcus CL, Moore RH, Rosen CL, et al：A randomized trial of adenotonsillectomy for childhood sleep apnea. N Engl J Med, **368**：2366-2376, 2013.

15) Yalamanchali S, Cipta S, Waxman J, et al：Effects of endoscopic sinus surgery and nasal surgery in patients with obstructive sleep apnea. Otolaryngol Head Neck Surg, **151**：171-175, 2014.

16) Verse T, Maurer JT, Pirsig W：Effect of nasal surgery on sleep-related breathing disorders. Laryngoscope, **112**：64-68, 2002.

17) Kim ST, Choi JH, Jeon HG, et al：Polysomnographic effects of nasal surgery for snoring and obstructive sleep apnea. Acta Otolaryngol, **124**：297-300, 2004.

18) Virkkula P, Bachour A, Hytönen M, et al：Snoring is not relieved by nasal surgery despite improvement in nasal resistance. Chest, **129**：81-87, 2006.

19) Koutsourelakis I, Georgoulopoulos G, Perraki E, et al：Randomised trial of nasal surgery for fixed nasal obstruction in obstructive sleep apnoea. Eur Respir J, **31**：110-117, 2008.

20) Li HY, Lin Y, Chen NH, et al：Improvement in quality of life after nasal surgery alone for patients with obstructive sleep apnea and nasal obstruction. Arch Otolaryngol Head Neck Surg, **134**：429-433, 2008.

21) Li HY, Lee LA, Wang PC, et al：Nasal surgery for snoring in patients with obstructive sleep apnea. Laryngoscope, **118**：354-359, 2008.

22) Morinaga M, Nakata S, Yasuma F, et al：Pharyngeal morphology：a determinant of successful nasal surgery for sleep apnea. Laryngoscope, **119**：1011-1016, 2009.

23) Tosun F, Kemikli K, Yetkin S, et al：Impact of endoscopic sinus surgery on sleep quality in patients with chronic nasal obstruction due to nasal polyposis. J Craniofac Surg, **20**：446-449, 2009.

24) Li HY, Lee LY, Wang PC, et al：Can nasal surgery improve obstructive sleep apnea：subjective or objective?. Am J Rhinol Allergy, **23**：51-55, 2009.

25) Choi JH, Kim EJ, Kim YS, et al：Effectiveness of nasal surgery alone on sleep quality, architecture, position, and sleep-disordered breathing in obstructive sleep apnea syndrome with nasal obstruction. Am J Rhinol Allergy, **25**：338-341, 2011.

26) Sufioğlu M, Ozmen OA, Kasapoglu F, et al：The efficacy of nasal surgery in obstructive sleep apnea syndrome：a prospective clinical study. Eur Arch Otorhinolaryngol, **269**：487-494, 2012.

27) 森脇宏人，和田弘太，千葉伸太郎ほか：閉塞性睡眠時無呼吸に対する鼻手術の効果について―Cyclic Alternating Pattern を用いた検討―. 耳展，**58**(1)：24-30, 2015.

28) Sugiura T, Noda A, Nakata S, et al：Influence of nasal resistance on initial acceptance of continuous positive airway pressure in treatment for obstructive sleep apnea syndrome. Respiration, **74**：56-60, 2007.
　Summary CPAP アドヒアランスを多変量解析し，治療前の AHI と鼻腔抵抗値が高いと治療継続が困難であることを報告した.

29) Poirier J, George C, Rotenberg B：The effect of nasal surgery on nasal continuous positive airway pressure compliance. Laryngoscope, **124**：317-319, 2014.

30) Kasai M, Minekawa A, Homma H, et al：Nasal surgery improves continuous positive airway pressure compliance and daytime sleepiness in obstructive sleep apnea syndrome. J Otol Rhinol, (Supply)**1**(1)：26-29, 2015.
　Summary 鼻科手術により鼻腔通気はもとより，CPAP 処方圧が有意に低下し，その使用率も向上した.

31) 倉島一浩：患者および医師調査で得られた鼻閉の治療実態. 新薬と臨床，**61**(10)：2053-2066, 2012.

32) 千葉伸太郎：アレルギー性鼻炎患者における鼻症状と睡眠障害の実情. アレルギーの臨床，**29**(11)：949-953, 2009.

33) Wellman A, Eckert DJ, Jordan AS, et al：A method for measuring and modeling the physiological traits causing obstructive sleep apnea. J Appl Physiol, **110**：1627-1637, 2011.

34) 永坂鉄夫：ヒトの選択的脳冷却機構とその医学・スポーツ領域への応用. 日生気誌，**37**(1)：3-13, 2000.

MB ENT, 241 : 29-34, 2020

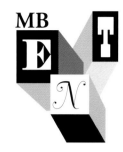

◆特集・"はなづまり" を診る

はなづまりと加齢・ホルモン・心因

宮之原郁代*

Abstract 加齢により，鼻粘膜上皮は萎縮し，粘膜固有層の線維化が進行する．それに伴い鼻腔抵抗は低下するものの，鼻腔の加温加湿機能は低下するため鼻粘膜は乾燥気味になり，さらに知覚神経の感受性低下や自律神経機能の低下も加わり，鼻閉ならびに鼻閉感を自覚しやすくなる．ホルモンバランスの変化によって生じる鼻閉として妊娠性鼻炎がある．妊娠性鼻炎は，妊娠前にはみられない，妊娠中期以降に発症する鼻閉で，6週以上持続し，アレルギーや感染とは関係なく，出産から2週間以内に完全に改善するものである．妊婦のQOLや母体，胎児への影響から近年注目されるようになってきた．ストレスが免疫系や神経系への影響を介してアレルギー性鼻炎の病態や症状に影響することは以前より指摘があるが，鼻腔通気におけるストレスの役割についてはまだよくわかっていない．

Key words 鼻閉(nasal obstruction)，年齢に関連した(age-related)，妊娠(pregnancy)，ストレス(stress)，プラセボ(placebo)

はじめに

鼻腔は，常に一定の状態に保たれているわけではなく，外部環境(温度，湿度，化学物質)の変化に対応して変化し，呼吸機能を一定に保つ役割を持っている．そのための構造として，線毛上皮に覆われた血管分布の豊富な固有層を持ち，これらは自律神経系による支配を受けている．たとえば，安静時，鼻は1分間に20～30 l の空気を吸入することができる．そして，運動によりさらなる酸素供給の必要が生じると下鼻甲介のサイズを減少し，鼻腔容積の拡大とおよそ70%鼻腔抵抗を低下させて状況に対応する[1]．このように，鼻腔がフレキシブルかつダイナミックに変化することは，裏を返せば，鼻疾患以外の様々な要因の影響を受けやすい器官であることを示している．たとえば，I型アレルギー疾患であるアレルギー性鼻炎においては，その病態とは別にプラセボ効果が大きいことが知られ，これは心理的要因がアレルギー病態を修飾していることに他ならない．

鼻閉は，耳鼻咽喉科の日常診療の中で最も多い訴えの1つであり，鼻から上咽頭にかけて空気の通過が妨げられている状態であり，安静呼吸状態で鼻を通る空気量が不十分と感じる自覚とされている[2]．一方，患者が鼻閉，つまり「鼻がつまる」と訴えた場合，それは客観的に評価できる鼻閉ではなく，いわゆる「主観的な」鼻閉感を訴えていることも多い．本稿では鼻閉について，加齢による鼻腔の形態・機能変化との関連，ホルモンバランスならびに心理的要因の影響について文献的考察を中心に解説する．

鼻閉の病因と分類

鼻閉を生じうる状態は，① 軟組織の腫脹によるもの(血管透過性亢進による浮腫と血管拡張)，② 硬組織(骨，軟骨)の腫脹や変形によるもの，③ 分泌物，異物など鼻腔内部の空間を塞ぐもの，④ 鼻腔の外側からの圧迫や密閉によるもの，とされ

---

* Miyanohara Ikuyo，〒890-8520 鹿児島市桜ケ丘8-35-1　鹿児島大学耳鼻咽喉科・頭頸部外科，客員研究員

表 1. 生理的に鼻腔抵抗に影響を
及ぼす因子

1. 環境因子：温度，湿度
2. 肉体的ストレス：運動負荷など
3. 姿勢：座位，仰臥位など
4. 呼吸様式：息こらえ，過呼吸状態
5. Nasal cycle

（文献 3 より引用）

る[2]．生理的に鼻腔抵抗に影響する因子（表1）もあり[3]．これらは，①の軟組織と関連したもので，特に下鼻甲介が大きな役割を果たしている．加齢性変化，ホルモンバランスならびに心理的要因の影響のほとんどが①と関連したものである．鼻炎の分類（表2）によると加齢との関連では老人性鼻炎がよく知られており，これは鼻漏を主徴とするものであるが，それ以外にも高齢者の中には鼻閉を訴えるものも多い．ホルモンバランスならびに心理的要因による鼻炎は，過敏性非感染性のうっ血型に分類される[4]．

鼻閉と関連する鼻腔の基本構築と nasal cycle

鼻粘膜容積に占める血管の比率は高く，鼻粘膜の中でも下鼻甲介と鼻中隔前方部の粘膜下組織は，血行動態において特徴的な構造を持ち，① 不規則に配列した洞様血管，② 細動脈が毛細血管を介さない動静脈吻合，③ 細孔を持つ毛細血管，が存在する．これらにより粘膜下の素早い血流の変化が生じ，粘膜の腫脹・収縮が引き起こされる．

①は容積血管として加温機能や鼻粘膜の腫脹に関与する．鼻腔には自律神経線維が，主に鼻粘膜血管と鼻腺に分布している．洞様血管などの血管系には，交感神経が豊富に分布し，一方，鼻腺は副交感神経優位である．また，鼻腔に分布する知覚神経は，三叉神経第一枝の眼神経の分枝と第二枝上顎神経の枝である．鼻前庭の扁平上皮領域には三叉神経知覚神経終末が豊富に分布しており，その密度は固有鼻腔に比べ高いことが知られている．メントールを鼻入口部に塗ると鼻腔通気度は改善しないが，鼻閉感は改善することが知られており[5]，これは，メントールにより鼻腔の三叉神経化学受容体の TRPM8 が刺激された結果生じる作用であると考えられている．

安静状態においても，1〜4時間周期で左右の鼻腔粘膜は交互に腫脹，収縮を繰り返している[1]．左右の鼻腔でこの位相は逆転しており，両側鼻腔通気の総和には変化がない．この現象は nasal cycle として知られ自律神経の支配を受け，視床下部での調節を受けることが示唆されている．不明な点も多いが，両側の鼻腔からの情報を統合することによって鼻腔通気を監視するしくみとも考えられており，両側鼻腔通気の総和が急激に低下すると鼻閉を自覚すると考えられている[6]．したがって，通常，nasal cycle を鼻閉感として自覚す

表 2. 鼻炎の分類

1. 感染性
a．急性鼻炎，b．慢性鼻炎
2. 過敏性非感染性
a．複合型（鼻過敏症）：
i ）アレルギー性：通年性アレルギー性鼻炎，季節性アレルギー性鼻炎
ii ）非アレルギー性：血管運動性（本態性）鼻炎，好酸球増多性鼻炎
b．鼻漏型：味覚性鼻炎，冷気吸入性鼻炎，老人性鼻炎
c．うっ血型：薬物性鼻炎，心因性鼻炎，妊娠性鼻炎，内分泌性鼻炎，寒冷性鼻炎
d．乾燥型：乾燥性鼻炎
3. 刺激性
a．物理性鼻炎，b．化学性鼻炎，c．放射線性鼻炎
4. その他
a．萎縮性鼻炎，b．特異性肉芽腫性鼻炎

（文献 4 より引用）

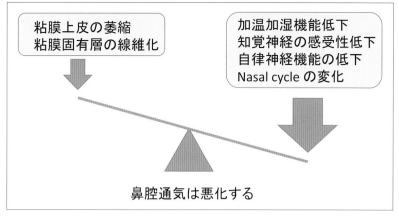

図 1. 加齢による鼻腔内の変化と鼻腔通気

ることはほとんどないが、このサイクルが何らかの影響で変化すると鼻閉の原因になる可能性がある.

加齢性変化と鼻閉

加齢によって組織学的には、粘膜上皮の萎縮と、粘膜固有層の線維化が観察される. 一方、機能的には、加齢とともに、鼻腔の吸気の加温加湿機能は低下する. 下鼻甲介粘膜からの水分蒸散量は年齢とともに増加し[7]、結果として、鼻腔抵抗は低下するものの、鼻粘膜は乾燥気味になり鼻汁は粘稠となり、痂皮の付着もみられる場合もある. さらに、高齢者ではヒスタミン閾値が上昇し、メントールに対する閾値も有意に上昇する[8]. また、鼻腔内の血管のトーヌスを支配している自律神経系に関して、体位変換による鼻内血液灌流量の変化を検討したものでは、若年者に比べ、高齢者では体位変化前の鼻腔血流量への復帰がほとんど認められない[9]. したがって、高齢者では、鼻粘膜の乾燥に加え、知覚神経の感受性低下、自律神経機能の低下も加わり、ますます鼻閉ならびに鼻閉感を自覚しやすくなっている病態が存在するといえる(図1).

加齢によりnasal cycle の周期は延長する傾向がある. また、鼻疾患のない60症例のnasal cycleを年齢別に比較した検討では、典型的な左右交代性のサイクルを示したものは、各年齢で、それぞれ25%(18〜29歳)、20%(30〜49歳)、15%(50〜69歳)、5%(70〜85歳)と高齢者で少なく、一方で

nasal cycle を認めなかったものは17%(18〜29歳)、33%(30〜49歳)、23%(50〜69歳)、50%(70〜85歳)と高齢者で多い傾向が示されている[10]. このような加齢によるnasal cycle の変化も高齢者の鼻閉に影響する. 加齢に関連した nasal cycle の変化のメカニズムはよくわかっていないが、末梢性には先に述べた加齢による鼻粘膜組織変化によって、鼻腔粘膜の血流や血管弾性が変化すること、また中枢性には視床下部の機能低下との関連が示唆されている. したがって、年齢と関連した nasal cycle の変化は、近年、中枢神経系の加齢変化の早期マーカーとしての期待もある[10].

このような病態に対して根本的治療は難しいが、マスクなどによる鼻粘膜の加温加湿や、生理食塩水の点鼻が鼻粘膜水分蒸散量を低下させるという報告もある[7]. 器質的な鼻疾患や降圧薬の服用による薬剤性鼻炎を合併していることも多く、各症例の病態に応じた対応が必要である.

ホルモンと鼻閉

1. 妊娠と鼻炎

ホルモンと関連した鼻炎については、月経周期、思春期、妊娠ならびに閉経などの性ホルモンのバランス変化によって引き起こされるもの、甲状腺機能低下症や末端肥大症と関連するものが知られている[11]. 中でも、頻度が高いのは妊娠と関連した鼻炎である. 妊娠性鼻炎は、妊娠前にはみられなかった、妊娠中期以降に発症する鼻閉で、6週以上持続し、アレルギーや感染とは関係なく、

出産から 2 週間以内に完全に改善するものと定義
されている[12)13)]．一方，妊娠中にはアレルギー性
鼻炎など妊娠前から罹患していた鼻炎が悪化する
ことも知られており，こちらは"妊娠期間中の鼻
炎"として先の妊娠性鼻炎とは区別されるが，両
者は混同されていることも多い．この妊娠期間中
のアレルギー性鼻炎の症状増悪に関しては，妊婦
検診におけるアンケート調査があり，妊婦 733 人
中通年性アレルギー性鼻炎患者は 58 人であり，鼻
閉，鼻汁，くしゃみの悪化はそれぞれ，12.1%，
8.6%，6.9%の頻度であり，鼻閉が悪化する傾向
が高いことが報告されている[14)]．

　このような妊娠と関連する鼻炎は，① 鼻閉によ
る妊婦の睡眠 QOL の低下，② 鼻閉により引き起
こされる妊娠中のいびき，睡眠時無呼吸症候群
(OSAS)の悪化，③ 妊娠中のいびきや妊娠高血
圧，妊娠中毒症といった母体への影響のみならず
子宮内胎児発育不全やアプガースコア低値など胎
児に対する悪影響が報告されていることから，近
年注目されるようになった[12)]．他のタイプの鼻炎
も含めて頻度は 18～42%とされ，妊娠性鼻炎のみ
では，質問票を用いた調査で 599 人中 22%にみら
れている[13)]．

　妊娠性鼻炎の病因についてはよくわかっていな
い点が多いが，全身的なホルモンバランスの変化
により洞様血管における α-交感神経の作用が低
下し，血管内の血液貯溜が増加する容積血管拡張
や血漿漏出によって鼻粘膜腫脹が生じると考えら
れている．また，胎盤性成長ホルモン(placental
growth hormone)は，妊娠中に鼻粘膜の肥厚を引
き起こすと考えられ[13)]，エストロゲンならびにプ
ロゲステロンは，上皮細胞においてヒスタミン H_1
受容体を増加させ，両者の刺激で好酸球の脱顆粒
を有意に亢進させる．一方で，男性ホルモンであ
るテストステロンは，好酸球の生存率と接着率を
有意に低下させる作用がある[14)]．このような病態
を発症するリスク因子として，喫煙が唯一の有意
な因子である．また，ダニに対する特異的 IgE の
存在はこの病態に罹患しやすい因子であることが

知られている．一方，妊娠前からの喘息や妊娠年
齢は関連がない．妊娠性鼻炎とアレルギー性鼻炎
との関連に関しては，妊娠中に鼻症状のあった妊
婦の鼻粘膜の電顕所見で，アレルギー性鼻炎のそ
れと同等の所見がみられたことが報告されてお
り，妊娠性鼻炎は，全くの独立した病態というよ
りも女性ホルモンの影響を受けるアレルギー性鼻
炎のサブグループである可能性が示唆されてい
る[12)]．

2．妊娠性鼻炎の治療

　妊娠 2～4 ヶ月は，器官形成期であり，薬物投与
においては催奇性が問題になるため，原則として
薬剤の投与は避けるべきである．入浴，蒸しタオ
ル，マスクなどの薬剤を使わない方法と抗原回避
につとめる．頭部を 30～45°挙上して休めば夜間
の鼻閉の改善が期待できる．生理食塩水による鼻
洗浄は，エビデンスは少ないが一時的な症状改善
は得られる[13)]．妊娠 5 ヶ月を過ぎると，薬剤投与
による形態異常は起こらないが，妊婦が内服した
薬剤は胎盤を通って胎児に移行し胎児の機能的発
育に影響する可能性があるため，局所用剤を中心
にすべきである．いわゆる妊娠性鼻炎における鼻
噴霧用ステロイド薬のエビデンスはあまりない
が，妊娠中のアレルギー性鼻炎に対しては使用さ
れており，近年開発された 1 日 1 回投与の鼻噴霧
用ステロイド薬はバイオアベイラビリティも低く
比較的安心して使用できる．妊娠性鼻炎に対する
点鼻用血管収縮薬の使用については，安全性に関
するエビデンスは少ない[12)]．

心因と鼻閉

1．精神疾患と鼻閉

　ストレスが免疫系や神経系への影響を介してア
レルギー性鼻炎の病態や症状に影響することは以
前より指摘がある．しかしながら，鼻腔通気にお
けるストレスの役割についてはまだよくわかって
いない．これまでに，鼻に関する主訴があり精神
所見から神経症を疑った 95 例のうち，34%が純粋
な神経症，軽度の鼻疾患と神経症の合併が 42%，

相当高度の鼻疾患と神経症の合併が24%であった，という報告や，10例の鼻閉の訴えがある神経症が疑われる患者のうち，2例は耳鼻科的異常が見いだせなかったとの報告があり，精神疾患と鼻閉には何らかの関連が疑われることが指摘されている[15]．通常，急性期のストレス曝露により交感神経は活性化され，血管収縮，心拍数の増加を引き起こす．一方，リラックスした状態では，交感神経の活動性が低下し副交感神経が優位になる．つまり，ストレス曝露が直接自律神経を介して鼻腔通気に影響する可能性がある．

健康成人12人を対象に，Trier Social Stress Testを用いて心理社会的ストレス負荷を行い，その前後における鼻閉感ならびに鼻腔通気をVASと音響鼻腔計測法で評価した検討があり，これによると負荷の前後でVASスコアは有意な低下がみられたが，最小鼻腔断面積の変化に有意差はみられなかった．さらに，この変化はSTAI（状態-特性不安尺度）の調査表で，負荷前のスコアで，不安のない群，軽度の不安群の2群のうち不安のない群にのみ有意にみられ，この群においても負荷後に不安尺度が上昇していることが確認されていることから，ストレスによる直接的な自律神経制御による下鼻甲介の血管収縮が引き起こされたというより，不安と関連した反応ではないかと考察されている[16]．実際，鼻閉のあるOSAS患者では不安スコアが高く，外科的に鼻閉を改善することにより不安スコアが低下するというデータもある[17]．

2．プラセボ効果

アレルギー性鼻炎の治療では，比較的高いプラセボ効果がみられ，鼻閉においてもその効果は認められる．また，オープン試験で，自身がプラセボを投与されていることがあらかじめわかっている場合にも，その効果はみられる一方で，何も投与を受けないいわゆるコントロール群では，プラセボ効果が認められないという報告がある[18]．つまり，プラセボ効果を生じるには，たとえ実薬でないことがわかっていても飲む，スプレーするな

どの何らかの治療に結びつく行為が必要なようである．プラセボ効果のメカニズムはまだよくわかっていないが，最近，身体性認知の概念によって説明されるようになってきた[18]．身体性認知とは，身体を介して得られた感覚運動情報を取り込みながら実行される情報処理であり，また感覚運動情報の処理と概念処理の双方が認知を構成する，とする思考の枠組みである[19]．

我々は，スギ花粉症患者を対象にスギ舌下免疫と乳酸菌食品内服の有効性を評価する二重盲検試験に参加した30人について，矢田部-ギルフォード（Y-G）性格検査を行った．このうちプラセボ投与群のうち，アンケート調査で，効果がなかったと答えた9人と，効果があったと答えた7人について比較したところ，性格傾向（型），性格尺度に有意差は認めなかった．一方，同様のY-G性格検査を用いた検討で，スギ花粉症患者を対象にした舌下免疫療法，ならびに通年性アレルギー性鼻炎を対象にした甜茶カプセル内服の二重盲検試験に参加した患者のうち，プラセボ群で効果ありの症例（15例）では性格傾向は積極型が多く，因子では，プラセボ効果を自覚しなかった群（31例）に比べ，情緒安定因子，社会適応因子が有意に高かったとする報告があり，これらの患者は臨床試験に積極的に参加し有効な治療の開発を期待する患者であろうと考察されている[20]．先のプラセボ効果のメカニズムを勘案すると，このような積極的で，治療に大きな期待を持つ患者では，プラセボであれ何らかの投与を受けることにより自分自身への効果のイメージが比較的容易にでき，そのことがプラセボ効果発現と関連があるのではないかと考えられる．

文　献

1) Smith DH, Brook CD, Virani S, et al：The inferior turbinate：An autonomic organ. Am J Otolaryngol, **39**：771-775, 2018.
2) 市村恵一：鼻閉の病態と治療. 医事新報, **4182**：7-13, 2004.
3) 竹野幸夫：ストレス・心理素因と鼻閉・後鼻漏.

JOHNS, **31**：317-321, 2015.

4）鼻アレルギー診療ガイドライン作成委員会：鼻アレルギー診療ガイドライン―通年性鼻炎と花粉症―2016 年版(改訂第 8 版). ライフ・サイエンス, 2015.

5）Eccles R：Menthol：effects on nasal sensation of airflow and the drive to breathe. Curr Allergy Asthma Rep, **3**：210-214, 2003.

6）Sozansky J, Houser SM：The physiological mechanism for sensing nasal airflow：a literature review. Int Forum Allergy Rhinol, **4**：834-838, 2014.

7）三輪正人, 中島規幸, 三輪真由美：加齢による変化とそのアンチエイジング 鼻腔生理. JOHNS, **23**：1554-1556, 2007.

8）Frasnelli J, Hummel T：Age-related decline of intranasal trigeminal sensitivity：is it a peripheral event? Brain Res, **987**：201-206, 2003.

9）Tillmann HC, Laske A, Bernasconi C, et al：Age determines vascular reactivity as measured by optical rhinometry. Eur J Clin Invest, **39**：1010-1016, 2009.

10）Mirza N, Kroger H, Doty RL：Influence of age on the 'nasal cycle'. Laryngoscope, **107**：62-66, 1997.

11）Hellings PW, Klimek L, Cingi C, et al：Non-allergic rhinitis：Position paper of the European Academy of Allergy and Clinical Immunology. Allergy, **72**：1657-1665, 2017.

12）Caparroz FA, Gregorio LL, Bongiovanni G, et al：Rhinitis and pregnancy：literature review. Braz J Otorhinolaryngol, **82**：105-111, 2016.
　Summary　妊娠性鼻炎に関して, 病因・病態生理から診断・治療まで文献的に解説されている.

13）Ellegård EK：Clinical and pathogenetic characteristics of pregnancy rhinitis. Clin Rev Allergy Immunol, **26**：149-159, 2004.

14）寺田修久, 浜野ナナ子, 今野昭義：鼻・副鼻腔. MB ENT, **6**：51-59, 2001.

15）矢野　純：心身医学的にみた鼻閉と鼻漏. JOHNS, **4**：1617-1620, 1988.

16）De Kermadec H, Bequignon E, Zerah-Lancner F, et al：Nasal response to stress test in healthy subjects：an experimental pilot study. Eur Arch Otorhinolaryngol, **276**：1391-1396, 2019.
　Summary　心理社会的ストレス負荷の前後において鼻閉感(VAS スコア)の有意な低下がみられた.

17）Xiao Y, Han D, Zang H, et al：The effectiveness of nasal surgery on psychological symptoms in patients with obstructive sleep apnea and nasal obstruction. Acta Otolaryngol, **136**：626-632, 2016.

18）Schaefer M, Sahin T, Berstecher B：Why do open-label placebos work? A randomized controlled trial of an open-label placebo induction with and without extended information about the placebo effect in allergic rhinitis. PLoS One, **13**：e0192758, 2018.
　Summary　患者がプラセボを投与されていることがあらかじめわかっている場合にも, その効果は認められる.

19）大江朋子：身体と外界の相互作用から醸成される社会的認知. 実験心理学研究, **55**：111-118, 2016.

20）岡本美孝, 久満美奈子, 吉江うららほか：アレルギー性鼻炎・花粉症と脳機能. アレルギー・免疫, **17**：1838-1843, 2010.

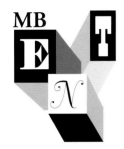

◆特集・“はなづまり” を診る

はなづまりと
アレルギー性鼻炎・花粉症

松岡伴和*

Abstract　はなづまり(鼻閉)は，アレルギー性鼻炎の3主徴の1つであり，本邦における鼻アレルギー診療ガイドラインでは鼻閉を中心に病型を分類するなど，最も重要な症状の1つである．アレルギー性鼻炎における鼻閉の機序には，システイニルロイコトリエン(CysLTs)をはじめ様々なケミカルメディエーターが関与している．アレルギー性鼻炎に鼻粘膜のリモデリングがあるか？という問いには，疑問の余地が残るが，鼻閉症状の悪化には，長期間の抗原刺激や機械的刺激が関与しており，早期の治療が必要である．鼻閉に有効な治療薬としてはロイコトリエン受容体拮抗薬，抗ヒスタミン薬・血管収縮薬配合剤が挙げられるが，最も効果が期待できる薬剤は，様々な抗炎症作用を持つ鼻噴霧ステロイド薬である．

　また，はなづまりに苦しむ患者で，根治を希望される方には，舌下免疫療法の導入も積極的に検討していただきたい．

Key words　システイニルロイコトリエン(CysLTs)，リモデリング(remodeling)，抗ヒスタミン薬・血管収縮薬配合剤(second-generation antihistamine and vasoconstrictor combination)，ロイコトリエン受容体拮抗薬(leukotriene receptor antagonists)，鼻噴霧ステロイド薬(intranasal steroids)

はじめに

　鼻アレルギー診療ガイドラインでは，「アレルギー性鼻炎(allergic rhinitis)は鼻粘膜のⅠ型アレルギー疾患で，反復性のくしゃみ，(水様性)鼻漏，鼻閉を3主徴とする．」とされている[1]．すなわち，はなづまり(鼻閉)はアレルギー性鼻炎・花粉症における重要な症状の1つである．同ガイドラインでは，くしゃみ，(水様性)鼻漏，鼻閉の3主徴のうち，くしゃみ・鼻漏が症状の中心である「くしゃみ・鼻漏型」，鼻閉の程度が強い「鼻閉型」，両者がほぼ同等に存在する「充全型」に分類し，重症度と病型を「くしゃみ・鼻漏型」または「鼻閉型あるいは鼻閉を主とする充全型」で分け，異なる治療法を推奨している．つまり，はなづまり症状はアレルギー性鼻炎の治療戦略を考えるうえでも最も重要な症状であり，積極的な治療が必要である．

アレルギー性鼻炎における鼻閉の機序

　アレルギー性鼻炎患者の鼻粘膜に抗原が到達すると，鼻粘膜表面に分布する肥満細胞の表面の高親和性IgE受容体(FcεRⅠ)に結合した抗原特異的IgE抗体と結合し，FcεRⅠが架橋する．すると，肥満細胞の顆粒内に存在するヒスタミンが分泌される．分泌されたヒスタミンはヒスタミンH_1受容体に結合し，三叉神経を介した反応でくしゃみや鼻漏を引き起こす．H_1受容体は血管内皮細胞にも存在し，血管拡張や血管透過性の亢進を引き起こし，鼻閉にも寄与する[1]．さらに，FcεRⅠの架橋によりMAPキナーゼの活性化を経てホスホリパーゼA_2が細胞膜のリン脂質からアラキドン酸を遊離させ，5-リポキシゲナーゼの作用により

＊　Matsuoka Tomokazu，〒409-3898　山梨県中央市下河東1110　山梨大学大学院総合研究部耳鼻咽喉科・頭頸部外科，講師

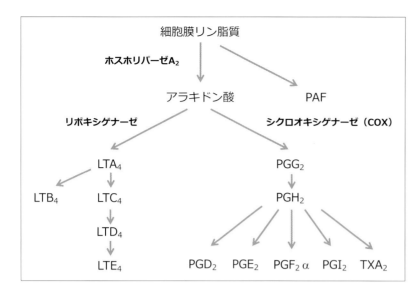

図 1.
細胞膜リン脂質代謝による
アラキドン酸カスケード

LTA₄が産生される．LTA₄より LTC 合成酵素の働きにより LTC_4, LTD_4, LTE_4といったシステイニルロイコトリエン（CysLTs）が産生される（図1）．CysLTs の受容体には，CysLT1 と CysLT2 があり，CysLT1 は血管内皮細胞や浸潤炎症細胞に存在している．CyLTs は CysLT1 を介して血管内皮細胞に作用し，容積血管の拡張や血管透過性の亢進を起こすことにより鼻閉をきたす．CysLTs の血管内皮細胞に対する作用はヒスタミンよりも強力であり，これらの反応は即時相で起こる．さらに，細胞膜リン脂質からの代謝産物である血小板活性化因子（PAF）やトロンボキサン A_2（TXA_2），プロスタグランジン D_2（PGD_2）なども産生され（図1），これらも血管透過性を亢進させ，鼻閉に関与する[1]~[3]．

即時相とは，抗原曝露後数分～30 分くらいの間に起こる反応であり，くしゃみ，鼻汁，鼻閉といった症状を引き起こす．一方，抗原曝露後 6～12 時間程度で起こるのが遅発相の反応である．肥満歳病表面の抗原特異的 IgE と抗原が結合し FceRI の架橋が起こると，肥満細胞からヒスタミンが放出されるのとともに，CysLTs，IL-5，eotaxin，PAF，TXA_2，PGD_2などが産生・放出される．Eotaxin は上皮細胞，線維芽細胞，血管内皮細胞などからも産生される[2][4]．IL-5 は好酸球活性化因子として知られているが，eotaxin は強力な好酸球遊走活性を有しており，好酸球を鼻粘膜組織へ浸潤させるうえで，最も重要な役割を示す

と考えられる．Eotaxin は血管内皮細胞の ICAM-1 と VCAM-1 といった接着因子の発現を誘導し，さらに，好酸球上の Mac-1 や VLA-4 の発現あるいは親和性の亢進などを介して，好酸球を遊走させるが，eotaxin には，好酸球の分化，活性化には働かない．一方，Th2 細胞や肥満細胞から産生される IL-5 は好酸球の分化，活性化に作用し，生存期間延長作用も有する．好酸球の顆粒には major basic protein（MBP）や eosinophil cationic protein（ECP）が含まれており，これらは上皮を傷害することにより鼻粘膜の過敏性を亢進させる．さらに，好酸球は CysLTs や PAF を産生し，血管透過性を亢進させ鼻閉を誘発する．また，好酸球から産生された CysLTs は，好酸球をさらに活性化させ，CysLTs をさらに産生させることにより，好酸球性炎症を悪化させていく．よって，遅発相の症状は鼻閉が主体となる[2]~[4]．

通年性アレルギー性鼻炎と花粉症（季節性アレルギー性鼻炎）による鼻閉の違い

鼻閉症状の強い通年性アレルギー性鼻炎患者では，前鼻鏡所見で下鼻甲介粘膜が浮腫状に腫脹し，色調も蒼白に変化している様子が観察される．一方，花粉症患者では，特に花粉の本格飛散初期では，鼻粘膜の腫脹を認めるが，色調は発赤していることが多い．しかし，花粉症患者においても，スギ花粉症患者が本格飛散後期まで十分な治療を行っていない場合などに，浮腫状に腫脹し

た蒼白な鼻粘膜を観察することがある．これらの症例は，通年性アレルギー性鼻炎を合併している可能性もあるが，本邦におけるスギ花粉飛散は長期であり，アレルギー炎症による鼻粘膜の血管透過性が長期間に及び，浮腫状の変化が進むことにより起こっている可能性も考えられる．

アレルギー性鼻炎と同様に気道の疾患である気管支喘息では，リモデリングが知られている．気管支喘息患者では，基底膜下の線維化，上皮の杯細胞化生や粘膜下腺の過形成，平滑筋の肥厚などの所見が認められる．気道の炎症反応は，気道の上皮や基底膜が破壊されるとともに，線維芽細胞や平滑筋細胞に作用し，コラーゲンの沈着・細胞外基質の変化・平滑筋の増生などを起こし，気道のリモデリングが起こると考えられている[5]．

そこで，アレルギー性鼻炎にもリモデリングは存在するか？という疑問がわいてくる．竹内は，通年性アレルギー性鼻炎患者の鼻粘膜基底膜は，健常者と比較して有意に厚く，花粉症患者では肥厚がみられないことや，基底膜の肥厚がMechanical stressと長期にわたる抗原刺激によって起こることを報告している[6)7)]．つまり，花粉症にリモデリングは起こらないが，通年性アレルギー性鼻炎ではリモデリングが起こっているということになる．一方，Eifanらは，通年性アレルギー性鼻炎患者の鼻粘膜における血管新生，リンパ管新生，細胞外マトリックスの沈着，コラーゲンマーカー，基底膜の厚さなどを検討し，健常者との有意差を認めず，通年性アレルギー性鼻炎患者の鼻粘膜では気管支喘息患者の気道にみられるようなリモデリングは認めないと報告している[8)]．鼻粘膜には平滑筋が存在しないなど，気管とは異なる点も多く，鼻粘膜では何をもってリモデリングと定義するか？など，アレルギー性鼻炎患者の鼻粘膜でリモデリングが起こっているかどうかについては，議論の余地が残されている．しかし，竹内の報告では，鼻粘膜のリモデリングには長期間の抗原刺激や機械的刺激が重要であるとされている．アレルギー性鼻炎の鼻閉を改善する，あるい

は悪化させないためには，早期に治療介入する必要があると考えられる．

鼻閉に対する治療

鼻閉症状を含めたアレルギー性鼻炎に対する治療について，鼻アレルギー診療ガイドラインでは，① 患者とのコミュニケーション，② 抗原除去と回避，③ 薬物療法，④ アレルゲン免疫療法，⑤ 手術，を挙げている[1)]．今回は，薬物療法を中心に解説する．

本邦におけるアレルギー性鼻炎に対する治療の中心は，やはり内服の抗ヒスタミン薬であり，様々な薬剤が使用可能である．特に，鎮静作用や抗コリン作用の少ない第2世代（非鎮静性）抗ヒスタミン薬が広く用いられている．しかし，ヒスタミンの血管内皮細胞に対する作用はCysLTsと比較して非常に弱く，抗ヒスタミン薬の鼻閉に対する効果は限定的である．抗ヒスタミン薬・血管収縮薬配合剤は，血管収縮薬の作用により鼻閉に対しても有効であり，重症患者にも有効性が示されている．本邦の鼻アレルギー診療ガイドラインでも，中等症・重症の花粉症あるいは重症の通年性アレルギー性鼻炎で鼻閉型あるいは充全型の患者に推奨されている[1)]（表1，2）．また，最近発売されたルパタジンは，抗ヒスタミン作用とともに抗PAF作用も有しており，従来の抗ヒスタミン薬以上の鼻閉に対する効果が期待される．

ロイコトリエン受容体拮抗薬は，その作用機序から，鼻閉に期待できる薬剤と考えられる．CysLTsは，血管内皮細胞に最も強い作用を示すケミカルメディエーターであり，鼻閉症状に強くかかわっている．ロイコトリエン受容体拮抗薬は，即時相および遅発相いずれの鼻閉にも効果がある．さらに，CysLTsは好酸球を活性化し特に遅発相で重要な役割を果たすため，ロイコトリエン受容体拮抗薬は遅発相における好酸球炎症の増悪の抑制を期待できる．本邦の鼻アレルギー診療ガイドラインでは，花粉症と通年性アレルギー性鼻炎いずれも中等症以上の鼻閉型あるいは充全型

表 1. 通年性アレルギー性鼻炎の治療

重症度	軽症	中等症		重症	
病型		くしゃみ・鼻漏型	鼻閉型または鼻閉を主とする充全型	くしゃみ・鼻漏型	鼻閉型または鼻閉を主とする充全型
治療	① 第2世代抗ヒスタミン薬 ② 遊離抑制薬 ③ Th2 サイトカイン阻害薬 ④ 鼻噴霧用ステロイド薬 ①〜④のいずれか1つ.	① 第2世代抗ヒスタミン薬 ② 遊離抑制薬 ③ 鼻噴霧用ステロイド薬 ①〜③のいずれか1つ. 必要に応じて①または②に③を併用する.	① 抗 LTs 薬第2世代 ② 抗 PGD_2・TXA_2薬 ③ Th2 サイトカイン阻害薬 ④ 第2世代抗ヒスタミン薬・血管収縮薬配合剤 ⑤ 鼻噴霧用ステロイド薬 ①〜⑤のいずれか1つ. 必要に応じて①, ②, ③に⑤を併用する.	鼻噴霧用ステロイド薬 ＋ 第2世代抗ヒスタミン薬	鼻噴霧用ステロイド薬 ＋ 抗 LTs 薬または抗 PGD_2・TXA_2薬 もしくは 第2世代抗ヒスタミン薬・血管収縮薬配合剤 必要に応じて点鼻用血管収縮薬を1〜2週間に限って用いる.
				鼻閉型で鼻腔形態異常を伴う症例では手術	
	アレルゲン免疫療法				
	抗原除去・回避				

（文献 1 より一部改変）

表 2. 花粉症に対する治療

重症度	初期療法	軽症	中等症		重症・最重症	
病型			くしゃみ・鼻漏型	鼻閉型または鼻閉を主とする充全型	くしゃみ・鼻漏型	鼻閉型または鼻閉を主とする充全型
治療	① 第2世代抗ヒスタミン薬 ② 遊離抑制薬 ③ 抗 LTs 薬 ④ 抗 PGD_2・TXA_2薬 ⑤ Th2 サイトカイン阻害薬 ⑥ 鼻噴霧用ステロイド薬 くしゃみ・鼻漏型には①, ②, ⑥, 鼻閉型または鼻閉を主とする充全型には③〜⑥のいずれか1つ.	① 第2世代抗ヒスタミン薬 ② 遊離抑制薬 ③ 抗 LTs 薬 ④ 抗 PGD_2・TXA_2薬 ⑤ Th2 サイトカイン阻害薬 ⑥ 鼻噴霧用ステロイド薬 ①〜⑥のいずれか1つ. ①〜⑤で治療を開始した時は, 必要に応じて⑥を追加.	第2世代抗ヒスタミン薬 ＋ 鼻噴霧用ステロイド薬	抗 LTs 薬または抗 PGD_2・TXA_2薬 ＋ 鼻噴霧用ステロイド薬 ＋ 第2世代抗ヒスタミン薬 もしくは 第2世代抗ヒスタミン薬・血管収縮薬配合剤 ＋ 鼻噴霧用ステロイド薬	鼻噴霧用ステロイド薬 ＋ 第2世代抗ヒスタミン薬	鼻噴霧用ステロイド薬 ＋ 抗 LTs 薬または抗 PGD_2・TXA_2薬 ＋ 第2世代抗ヒスタミン薬 もしくは 鼻噴霧用ステロイド薬 ＋ 第2世代抗ヒスタミン薬・血管収縮薬配合剤 必要に応じて点鼻用血管収縮薬を1〜2週間に限って用いる. 症状が特に強い症例では経口ステロイド薬を4〜7日間処方する.
		点眼用抗ヒスタミン薬または遊離抑制薬			点眼用抗ヒスタミン薬, 遊離抑制薬またはステロイド薬	
					鼻閉型で鼻腔形態異常を伴う症例では手術	
	アレルゲン免疫療法					
	抗原除去・回避					

（文献 1 より一部改変）

の患者に推奨されている[1]（表1，2）．

　鼻噴霧ステロイド薬は，アレルギー性鼻炎治療に用いられる薬物の中で，最も症状改善効果の強い薬剤である．その効果の中心は抗炎症作用であり，作用機序として ① 粘膜型肥満細胞，好酸球，リンパ球の鼻粘膜局所浸潤の抑制，② サイトカイン産生・放出の抑制，③ 血管透過性や腺分泌の抑制，④ アラキドン酸代謝の阻止によるロイコトリエン，プロスタグランジン産生の抑制などが挙げられる．鼻閉をはじめ，くしゃみ，鼻汁などすべての症状に等しく効果を示す．2016年版鼻アレルギー診療ガイドラインでは，花粉症に対する初期療法をはじめ，すべての重症度，病型で鼻噴霧ステロイドは推奨されている[1]（表1，2）．我々が以前検討した，スギ花粉症の初期療法における鼻噴霧ステロイド薬と第2世代（非鎮静性）抗ヒスタミン薬の効果の検討では，鼻噴霧ステロイド薬は第2世代（非鎮静性）抗ヒスタミン薬と比較して，鼻汁，鼻閉，くしゃみ，鼻のかゆみなど，すべての症状を有意に抑制していた[9]．鼻閉に対しても，鼻噴霧ステロイド薬は最も効果が期待できる薬剤と考えられる．

おわりに

　はなづまりは，通年性アレルギー性鼻炎・花粉症において最もわずらわしい症状の1つであるが，はなづまりの原因は必ずしも下鼻甲介などの鼻粘膜腫脹のみでなく，鼻内に鼻汁が多いために鼻閉症状をきたすこともある．特に，鼻をかむ回数が多い患者では，このことを念頭におき，鼻閉以外の症状にも積極的に介入する必要がある．

　また，鼻アレルギー診療ガイドラインでは，根本治療を希望する患者では，病型や重症度にかかわらずアレルゲン免疫療法が推奨されている．近年，本邦でも普及しつつある舌下免疫療法は，効果とともに安全性も高い治療法である[10)11)]．はなづまりに苦しんでいる，通年性アレルギー性鼻炎あるいはスギ花粉症患者には，舌下免疫療法の導入も積極的に検討していただきたい．

参考文献

1) 鼻アレルギー診療ガイドライン作成委員会：鼻アレルギー診療ガイドライン―通年性鼻炎と花粉症―2016年版（改訂第8版）．ライフ・サイエンス，2015．

2) 大久保公裕（編）：アレルギー性鼻炎．診断と治療の ABC，**127**，2017．

3) 宮本昭正（監修）：臨床アレルギー学（改訂第3版）．南江堂，2007．

4) 藤澤隆夫：ケモカインと好酸球．医療，**54**(2)：73-78，2000．

5) 相沢久道：総説：気管支喘息の病態解明とその治療応用　気道リモデリングの病態の理解とその治療への応用．日呼吸会誌，**41**(9)：611-619，2003．

6) 竹内万彦：鼻粘膜リモデリングについて．治療学，**41**(1)：23-26，2007．

7) 竹内万彦：アレルギー性鼻炎におけるリモデリングとその制御．日鼻誌，**47**(1)：61-63，2008．
　Summary　鼻粘膜におけるリモデリングには長期間の抗原刺激と mechanical stress の重要性を報告している．

8) Eifan AO, Orban NT, Jacobson MR, et al：Severe Persistent Allergic Rhinitis. Inflammation but No Histologic Features of Structural Upper Airway Remodeling. Am J Respir Crit Care Med, **192**(12)：1431-1439, 2015.
　Summary　通年性アレルギー性鼻炎患者の鼻粘膜では気管支喘息患者の気道にみられるようなリモデリングは認めないと報告している．

9) Takahashi G, Matsuzaki Z, Okamoto A, at al：A randomized control trail of stepwise treatment with fluticasone propionate nasal spray and fexofenadine hydrochloride tablet for seasonal allergic rhinitis. Allergol Int, **61**(1)：155-162, 2012.
　Summary　スギ花粉症の初期療法における鼻噴霧ステロイド薬と第2世代（非鎮静性）抗ヒスタミン薬の効果について検討している．

10) 湯田厚司，小川由紀子，新井宏幸ほか：スギ花粉とダニの併用舌下免疫療法の安全性．日耳鼻，**122**(2)：126-132，2019．

11) Matsuoka T, Igarashi S, Kuroda Y, et al：Dual sublingual immunotherapy with Japanese Cedar Pollen droplets and House Dust Mite tablets. Allergol Int, in prass：2019.

MB ENT, 241：40-47, 2020

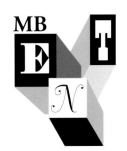

◆特集・"はなづまり"を診る

はなづまりと副鼻腔炎

都築建三*

Abstract 鼻副鼻腔の炎症では，鼻汁分泌増加に伴う後鼻漏，咳嗽，痰，鼻粘膜腫脹に伴う鼻腔通気性の低下による鼻呼吸の抑制（鼻閉），嗅覚障害などを引き起こす．鼻茸が形成されると鼻閉は増悪する．鼻茸が増大すると下気道へも悪影響を及ぼす．鼻茸の発生には，感染，アレルギー，先天的因子，環境因子など様々な因子が関与している．鼻茸における好酸球浸潤の程度は，副鼻腔炎の病態に深く関与し，好酸球性副鼻腔炎の確定診断の基準項目になっている．副鼻腔炎による鼻閉は，睡眠障害，集中力低下，生産性の低下，QOL の低下につながり，心身面，経済面など多面的に悪影響を及ぼす．このため，患者の訴えを把握し，正確な診断と適切な治療が求められる．副鼻腔炎の診断は，鼻腔通気度，内視鏡，画像，病理組織学的検査などから正確に行う．副鼻腔炎の治療は，局所処置と薬物による保存的治療を行うが，改善しない場合は手術が必要である．

Key words 鼻閉（nasal obstruction），後鼻漏（posterior nasal drip），鼻茸（nasal polyps），慢性副鼻腔炎（chronic rhinosinusitis），好酸球性副鼻腔炎（eosinophilic chronic rhinosinusitis），薬物治療（pharmacotherapy），内視鏡下副鼻腔手術（endoscopic sinus surgery）

はじめに

鼻副鼻腔は呼吸機能と嗅覚機能を担う．鼻副鼻腔の炎症は，鼻汁分泌の増加に伴う後鼻漏（図1），咳嗽，痰，鼻粘膜腫脹により鼻腔の通気性を低下させて鼻呼吸の抑制（鼻閉），嗅覚障害を引き起こす．鼻副鼻腔粘膜から生じる炎症性増殖性腫瘤である鼻茸（nasal polyps；NP）が形成されると，症状はより著明となり患者の生活の質（quality of life；QOL）が著しく低下する（図2）．経過から急性に発症し4週間以内に軽快する急性副鼻腔炎と，12週間以上持続する慢性副鼻腔炎（chronic rhinosinusitis；CRS）に分けられ，欧米では鼻茸を伴う CRS（CRS with NP；CRSwNP）と鼻茸を伴わない CRS（CRS without NP；CRSsNP）に分類される[1]．本邦では，好酸球性副鼻腔炎（eosinophilic CRS；ECRS）の診断基準が報告された[2]．本稿では，CRS による鼻閉が及ぼす影響，鼻茸の発生機序，内視鏡を用いた鼻副鼻腔の評価，鼻茸を生じやすい病態である ECRS について述べる．

CRS による症状の把握

患者の訴えを正確に把握するために重要な問診には，アンケートが有用である[3][4]．鼻症状のみならず，QOL の評価も重要である．鼻副鼻腔疾患のためのアンケートとして SNOT-22[3] などが広く使用されているが，当科では10項目の鼻症状アンケート（nasal symptoms questionnaire；NSQ）[4]を使用している．

CRS による鼻閉が及ぼす影響

CRS は呼吸および嗅覚機能の低下を引き起こすのみならず，睡眠障害，QOL の低下，生産性の低下につながり，心身面，経済面など多面的に悪

* Tsuzuki Kenzo，〒663-8501 兵庫県西宮市武庫川町1-1 兵庫医科大学耳鼻咽喉科・頭頸部外科，准教授

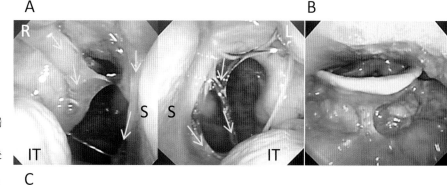

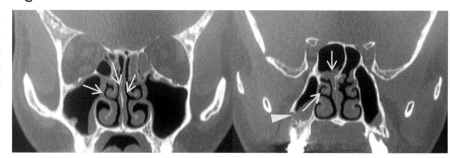

図 1.
両側慢性副鼻腔炎
主訴：鼻閉・後鼻漏
　A：両鼻内所見：両鼻の後鼻漏
　　（矢印）
　B：咽喉頭所見：咽頭後壁に後
　　鼻漏（矢印）
　C：冠状断 CT：両上顎歯（7 番）
　　歯根部に上顎骨欠損（矢頭）を
　　認め，右は上顎洞と交通があ
　　り歯性上顎洞炎と考えられ
　　た．後鼻漏は，両上顎洞と篩
　　骨洞，右蝶形骨洞からの由来
　　と考えられた
矢印：鼻汁〜後鼻漏，S：鼻中隔，
IT：下鼻甲介

影響を及ぼす[5]．CRS による生産性の低下は，喘息，糖尿病，心臓病などの慢性疾患によるものに匹敵しうる[6]．CRS 患者の QOL を改善し，経済的負担を軽減させるために，適切な治療が求められる．

　睡眠時の鼻呼吸の抑制は，睡眠障害をきたす．睡眠中に鼻腔抵抗が増大すると，吸気時に咽頭に強い陰圧がかかり咽頭が虚脱して，閉塞性睡眠時無呼吸の原因となる．胸腔内陰圧化による心肺機能への負担も起こる．睡眠障害は免疫系の抑制に伴う易感染性，成長ホルモン分泌の抑制による成長障害などもきたす．さらに，自律神経アンバランス，ネーザルサイクルの乱れ，概日リズム障害による脳活動の抑制，脳内老廃物の蓄積や神経障害などによる集中力や認知機能の低下につながる．CRS により生じた集中力および認知機能低下は，内視鏡下副鼻腔手術（endoscopic sinus surgery；ESS）により回復が期待できる[7]．

　鼻副鼻腔疾患はうつ病も引き起こす[8]〜[10]．CRS もその 1 つで[8]，うつ病は CRS 患者の生産性低下を助長させる要因とされている[9]．重度な副鼻腔炎であれば，ESS 後に鼻症状および QOL ともに著明に改善して，患者の満足度は高い[4]．鼻茸による鼻閉があれば，積極的に ESS を行う．一方で，従来存在する鼻腔内の構造物である鼻甲介ま

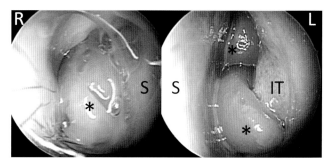

図 2．好酸球性副鼻腔炎　アスピリン喘息（46 歳，女性）
両鼻腔内に鼻茸（*）が充満しており，鼻呼吸は困難な状態
S：鼻中隔，IT：下鼻甲介

でも切除すると，empty nose syndrome（ENS）となり，かえって，うつ病などが重症化しうるので注意する[10]．

鼻茸の発生機序

　鼻茸の存在は紀元前から知られている．鼻茸の発生機序に関して不明な点は多いが，様々な研究がなされ，その解明により新たな治療の開発が期待される．

　鼻茸の発生には，感染，アレルギー，先天的因子，環境因子など様々な因子が関与している．鼻副鼻腔粘膜に炎症が生じると，炎症細胞（好中球，好酸球，マクロファージ，リンパ球など）の活性

化，サイトカインネットワーク，炎症産物の増加などの悪循環が，血管透過性亢進，血管内皮細胞障害，間質浮腫，結合組織増生などを引き起こして鼻茸が形成される．鼻茸の血管内皮細胞では，主な接着因子 VE-cadherin と claudin-5 の発現が減少し，タイトジャンクションのバリア機能が低下する[11]．CRSwNP では，汎副鼻腔粘膜におけるコラーゲン，トランスフォーミング増殖因子β（TGF-β）の発現が低下し，炎症による組織障害からの修復が抑制されて，鼻茸形成を助長して，リモデリングが誘導される[12][13]．

鼻茸の病理組織所見では，杯細胞を含んだ多列線毛上皮に覆われ，上皮下組織には多数の炎症細胞の浸潤を認める．好中球浸潤が優位であれば細菌感染による要因が示唆され，好酸球浸潤が著明であれば ECRS である可能性が高い．優勢に浸潤した炎症細胞の種類は，治療の参考となる．間質の状態から，浮腫型，嚢胞型，線維芽細胞増生による線維型に分類される[14]．

感染因子として，バイオフィルムを形成する黄色ブドウ球菌と緑膿菌が重要とされる[15]．黄色ブドウ球菌によるバイオフィルムは，CRSwNP における ECP（eosinophil cationic protein）および IL-5 を含む好酸球性炎症との関連が考えられている．① 副鼻腔粘膜に多くのコロニーを形成する黄色ブドウ球菌[16]，② それらの産生するスーパー抗原活性毒素[17]，③ さらにそれらに対する局所免疫グロブリン（IgE）[18][19]による炎症などが鼻茸形成の要因として考えられている．

ヘルパー T 細胞（helper T cell；Th）である Th1，Th2，Th17 による炎症の増強も，鼻茸形成に関与する．CRSwNP では，鼻茸において Th 性炎症を抑制する制御性 T 細胞（regulatory T cell；Treg）に特徴的な転写因子 Foxp3 の発現が低下している[12]．好酸球の作用によって線維芽細胞から放出された IL-6 は，Treg 機能の低下を介して鼻茸形成を助長しうる[20]．

好酸球は鼻茸の病態に深く関与している．ECRS では高頻度に鼻茸形成を認め，鼻茸組織中の好酸球浸潤の程度は ECRS の確定診断に用いられる[2]．特にアスピリン喘息では，アラキドン酸代謝において，シクロオキシゲナーゼ 2（COX2）活性低下，プロスタグランジン E_2（PGE_2）産生低下，5-リポキシゲナーゼ（5-LO）活性亢進の結果，システイニルロイコトリエン（CysLTs：LTC_4，LTD_4，LTE_4）過剰産生が著明となる[21]．鼻茸中の好酸球浸潤が著明であるほど，CysLTs 濃度も高い[22]．呼吸上皮細胞から産生される RANTES や eotaxin は好酸球の遊走を促進し，組織傷害性蛋白（ECP および eosinophilic-derived neurotoxin；EDN など）を産生し脱顆粒する．これらは直接的に神経障害を引き起こす神経毒であり，副鼻腔炎による嗅神経性嗅覚障害の原因にも考えられる．鼻茸には好酸球の活性と寿命延長に重要な IL-5 が高濃度に存在し，autocrine loop を形成して好酸球性炎症の遷延を引き起こす．副鼻腔組織中 IL-5 発現レベルからみたエンドタイプの検討において，IL-5 の低レベル群は CRSsNP と関連して，高レベル群では CRSwNP と関連が深いことから，IL-5 は鼻茸形成に強く関与することが考えられる[19]．

内視鏡を用いた鼻副鼻腔のスコアリングによる評価

内視鏡による評価は，正確な診断と適切な治療のために重要である[23]~[26]（図 3）．内視鏡は軟性鏡か硬性鏡のいずれも有用で，軟性鏡は挿入時の刺激が軽く，硬性鏡は局所処置を同時に行える利点がある．評価を容易にするために，当科では以下のスコアを用いている．

1．鼻茸スコア[23]
鼻茸サイズによる 5 段階分類（0~4 点）．ポリープなし（0 点），中鼻道に単発小ポリープ（1 点），複数のポリープが中鼻道に限局（2 点），中鼻道を超えるか嗅裂部のポリープ（3 点），鼻腔に充満するポリープ（4 点）．

2．鼻腔スコア[24]
痂皮（crust），癒着（adhesion），ポリープ

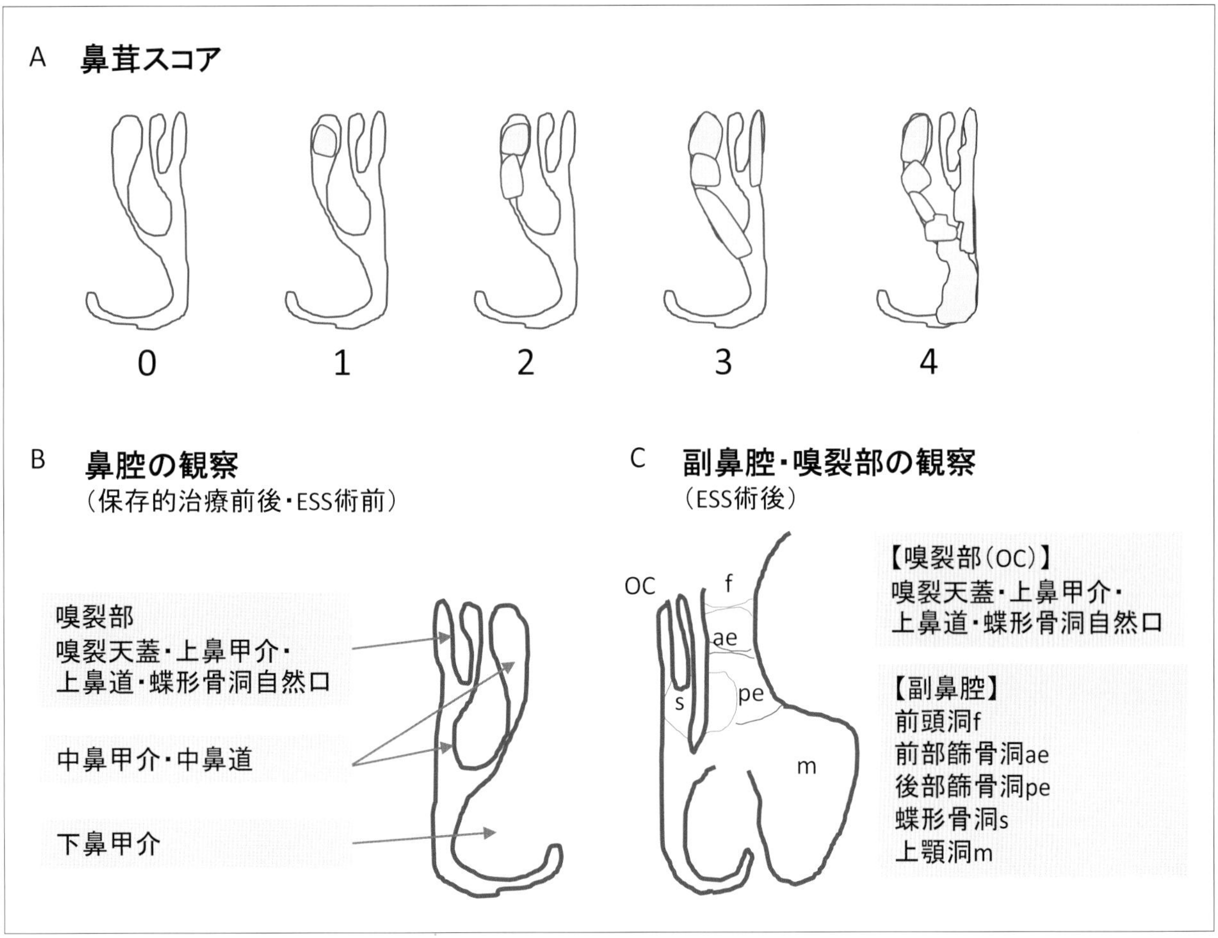

A 鼻茸スコア

| 0 | 1 | 2 | 3 | 4 |

B 鼻腔の観察
（保存的治療前後・ESS術前）

嗅裂部
嗅裂天蓋・上鼻甲介・
上鼻道・蝶形骨洞自然口

中鼻甲介・中鼻道

下鼻甲介

C 副鼻腔・嗅裂部の観察
（ESS術後）

【嗅裂部（OC）】
嗅裂天蓋・上鼻甲介・
上鼻道・蝶形骨洞自然口

【副鼻腔】
前頭洞f
前部篩骨洞ae
後部篩骨洞pe
蝶形骨洞s
上顎洞m

図 3. 内視鏡による鼻副鼻腔評価
粘膜腫脹(polyp, edema, cyst)，鼻汁性状(serous, muco-purulent, viscous)などから，鼻茸，感染徴候，好酸球性炎症の程度を確認する

(polyp)，浮腫(edema)，分泌物(discharge)の 5 項目についてそれぞれ，異常なし 0 点，中等度 1 点，高度 2 点と評価した合計（各側 10 点満点）．

3．手術スコア（OP スコア）[25]

副鼻腔スコアと嗅裂スコアの合計（0〜60 点）．重症度（軽症 0〜20 点，中等症 21〜40 点，重症 41〜60 点）分類し，術後の鼻内所見の経過を予測しうる．

副鼻腔スコア：各洞の粘膜スコア（正常 0 点，浮腫 1 点，ポリープ 2 点）と貯留スコア（貯留なし 0 点，粘膿性 1 点，ニカワ状 2 点）の合計（0〜40 点）．

嗅裂スコア：鼻中隔含む嗅裂天蓋，中鼻甲介（鼻中隔側），上鼻甲介，上鼻道，蝶形骨洞自然口の粘膜スコア（正常 0 点，浮腫 1 点，ポリープ 2 点）の合計（0〜20 点）．

4．術後内視鏡スコア（E スコア）[26]

ESS により開放した副鼻腔・嗅裂部の内視鏡所見からみた術後再発率を示す指標．

［A］「手術により開放した副鼻腔と嗅裂部」の内視鏡所見のスコア（異常なし 0 点，部分閉塞 1 点，完全閉塞 2 点）の合計．開放しなかった副鼻腔は除外し，片側例は術側のみで検討する．嗅裂部は常に対象とする．

［B］上記［A］の対象部位が，すべて完全閉塞 2 点と仮定した合計（最高点）

［C］最も悪い状態に対する現在の状態（［A］／［B］）が E スコア（%）

鑑　別：鼻腔内の隆起性病変が炎症か腫瘍か鑑別するために，発生部位，色調，表面の性状（平滑か不正か），硬度，可動性，易出血性の有無につい

て注意深く観察する．表面が凹凸の乳頭状であれば内反性乳頭腫の可能性がある．炎症性鼻茸は，表面平滑，白色調，軟性で，中鼻道・上鼻道・嗅裂天蓋に生じることが多い．易出血性であれば悪性腫瘍や血管腫などを考慮する．下鼻甲介から発生する腫瘤は，炎症よりも腫瘍性病変である可能性が高い．嗅裂部からの赤色調腫瘤は嗅神経芽細胞腫，悪性黒色腫などを考慮する．頻度は低いが，悪性腫瘍の治療歴があればその鼻副鼻腔への転移の可能性も考慮する．いずれも，治療方針決定のために放置せずに病理組織診断が推奨される．基部が小さく有茎性であれば，治療も兼ねて安全域を含めた摘出も有用である．病変の進展を確定するには，画像検査(CT，MRI)が必要である．

好酸球性副鼻腔炎(ECRS)

CRS のサブタイプである ECRS の主訴は，鼻閉と嗅覚障害が多い．両側の多発する鼻茸により鼻閉と気導性嗅覚障害が生じ，さらに嗅粘膜の好酸球性炎症により嗅神経性嗅覚障害が生じると考えられる．最近アジア諸国においても，CRSwNP は好中球性から好酸球性の気道炎症へ移行し，ECRS の罹患率が増加している[27]．ECRS は，両側，鼻茸，篩骨洞優位，末梢血好酸球(%)からなる合計点と鼻茸組織中の好酸球浸潤の数により診断される[2]．この診断基準において，CRS サブグループのエンドタイプに分類されることが報告されている[28]．

現在の ECRS の治療は，薬物治療と手術(ESS)である．特に喘息合併例では，上〜下気道全体を鑑みた united airway disease の概念での治療が重要である[29]．現在の喘息治療は，全身投与から副作用が少ない吸入ステロイド(inhaled cortico-steroid：ICS)が主流になっている[30]．この ICS を使用して上気道および下気道の両方の炎症を同時に治療する airway medicine として，ICS の経鼻呼出が ECRS の治療にも有用とされる[31]．ステロイドは，抗浮腫作用による鼻茸容積の減少に加え，タイトジャンクションのバリア機能を改善さ

せて鼻茸に対して有効な治療薬と考えられる[11]．近年の重症喘息に対して適応のある生物学的製剤(ヒト化抗 IgE 抗体：オマリズマブ，ヒト化抗 IL-5 モノクローナル抗体：メポリズマブ，ヒト化抗 IL-5 受容体 α モノクローナル抗体：ベンラリズマブ，ヒト型抗ヒト IL-4/13 受容体モノクローナル抗体：デュピルマブ[34]など)も，CRSwNP に有効であると報告されている[32)〜34)]．ただし，2019 年 12 月現在の本邦において，CRS に対するこれらの保険適用はない．好酸球性炎症のバイオマーカーであるペリオスチン[35]は，鼻茸において高く発現しており，血清ペリオスチン値は術後 CRSwNP 再発のバイオマーカーとしても有用とされる[36]．メチルプレドニゾロンおよびオマリズマブは血清ペリオスチン値を有意に低下させ，ECRS の治療に有用と考えられる[37]．

薬物治療によっても鼻茸が残れば，鼻閉改善のために ESS の適応となる(図4)．手術治療は，症状の改善[4]，鼻副鼻腔における炎症産物の除去と洗浄，さらに術後の局所治療(副鼻腔への薬物到達：drug delivery)のためにも意義が大きい．ESS は，残存蜂巣のない汎副鼻腔手術(Ⅳ型)と十分な嗅裂部の開放を行う(図5)．術前に重度の副鼻腔炎があるほど術中も炎症が強いため，術前の薬物治療による消炎も 1 つの有用な治療と考えられる[25]．ただし，病理組織診断を目的とした手術では，術前のステロイド投与を避ける．また，術中にニカワ状貯留内容物と多発性鼻茸があれば，術後は鼻内所見も増悪する可能性があるため，より長期的に経過観察して適切な治療が必要である[25]．

おわりに

慢性副鼻腔炎に伴う鼻閉について述べた．鼻茸は様々な要因で生じる．患者の症状，鼻内の状態，炎症が好酸球性であるか否か，下気道病変の状態などを正確に診断して治療にあたる．好酸球性副鼻腔炎では汎副鼻腔開放と嗅裂部の処理が重要で，術後の治療も非常に重要である．今後は生物学的製剤の有用性の検討が期待される．

A

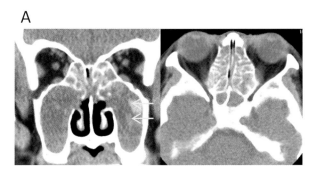

B

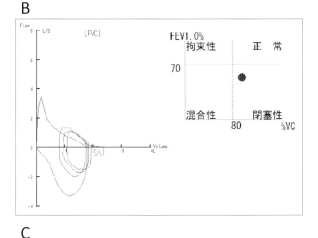

C

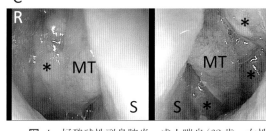

図 4. 好酸球性副鼻腔炎, 成人喘息(62 歳, 女性)
A：治療前の CT（左：冠状断, 右：軸位断）では汎副鼻
　腔炎. 左上顎洞内の一部に好酸球性ムチンの貯留を
　示唆する高吸収域（矢印）を認める
B：治療前の呼吸機能検査で, 努力性肺活量（％予測
　値）94.9, 一秒率（FEV 1.0％）68.3, 閉塞性障害を認
　めた
C：重症喘息に対して生物学的製剤（ベンラリズマブ）
　の投与を受け, 末梢血好酸球 0％となった後も, 両側
　に鼻茸(*)が残存する
S：鼻中隔, IT：下鼻甲介, MT：中鼻甲介

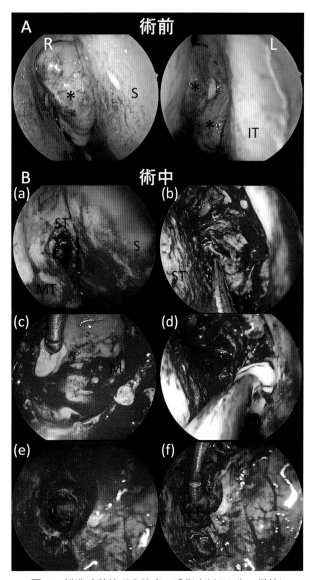

図 5. 好酸球数性副鼻腔炎の手術症例(39 歳, 男性)
A：術前内視鏡所見. 鼻茸(*)のため中鼻甲介が観察で
　きない
B：術中内視鏡所見
（a）右嗅裂部の処理, 蝶形骨洞開放後
（b）左後部篩骨洞開放
（c）右上顎洞ポリープ病変の処理
（d）左上顎洞開窓して膿性鼻汁吸引
（e）右前頭洞開放
（f）左前頭洞開放
a, b：0°直視鏡, c〜f：70°斜視鏡
S：鼻中隔, IT：下鼻甲介, MT：中鼻甲介, ST：上鼻
甲介, M：上顎洞, F：前頭洞

参考文献

1) Fokkens WJ, Lund VJ, Mullol J, et al：European Position Paper on Rhinosinusitis and Nasal Polyps 2012. Rhinol Suppl, **23**：1-298, 2012.

2) Tokunaga T, Sakashita M, Haruna T, et al：Novel scoring system and algorithm for classifying chronic rhinosinusitis：the JESREC Study. Allergy, **70**：995-1003, 2015.

3) Buckland JR, Thomas S, Harries PG：Can the Sino-nasal Outcome Test（SNOT-22）be used as a reliable outcome measure for successful septal surgery? Clin Otolaryngol Allied Sci, **28**：43-47, 2003.

4) Saito T, Tsuzuki K, Nishikawa H, et al：Nasal Symptoms Questionnaire：Our Proposed Scoring System and Prognostic Factors in Chronic Rhinosinusitis. ORL J Otorhinolaryngol Relat Spec, **80**：296-306, 2018.

5) Chowdhury NI, Mace JC, Smith TL, et al：What drives productivity loss in chronic rhinosinusitis? A SNOT-22 subdomain analysis. Laryngoscope, **128**：23-30, 2018.

6) Rudmik L, Smith TL, Schlosser RJ, et al：Productivity costs in patients with refractory chronic rhinosinusitis. Laryngoscope, **124**：2007-2012, 2014.

7) Arslan F, Tasdemir S, Durmaz A, et al：The effect of nasal polyposis related nasal obstruction on cognitive functions. Cogn Neurodyn, **12**：385-390, 2018.

8) Phillips KM, Hoehle LP, Bergmark RW, et al：Association between Nasal obstruction and Risk of Depression in Chronic Rhinosinusitis. Otolaryngol Head Neck Surg, **157**：150-155, 2017.

9) Campbell AP, Phillips KM, Hoehle LP, et al：Depression symptoms and lost productivity in chronic rhinosinusitis. Ann Allergy Asthma Immunol, **118**：286-289, 2017.

10) Kim CH, Kim J, Song JA, et al：The Degree of Stress in Patients With Empty Nose Syndrome, Compared With Chronic Rhinosinusitis and Allergic Rhinitis. Ear Nose Throat J, 2019. ［Epub ahead of print］
   Summary ENS 患者のうつ病の程度と重症度は，CRS と AR 患者より高かった．ENS 患者の付随する精神的健康問題を見逃さないように注意が喚起されている．

11) Yukitatsu Y, Hata M, Yamanegi K, et al：Decreased expression of VE-cadherin and claudin-5 and increased phosphorylation of VE-cadherin in vascular endothelium in nasal polyps. Cell Tissue Res, **352**：647-657, 2013.

12) Li X, Meng J, Qiao X, et al：Expression of TGF, matrix metalloproteinases, and tissue inhibitors in Chinese chronic rhinosinusitis. J Allergy Clin Immunol, **125**：1061-1068, 2010.

13) Van Bruaene N, Derycke L, Perez-Novo CA, et al：TGF-beta signaling and collagen deposition in chronic rhinosinusitis. J Allergy Clin Immunol, **124**：253-259. e1-2, 2009.

14) Kakoi H, Hiraide F：A histological study of formation and growth of nasal polyps. Acta Otolaryngol, **103**：137-144, 1987.

15) Vickery TW, Ramakrishnan VR, Suh JD：The Role of Staphylococcus aureus in Patients with Chronic Sinusitis and Nasal Polyposis. Curr Allergy Asthma Rep, **19**：21, 2019.

16) Bachert C, Gevaert P, Holtappels G, et al：Total and specific IgE in nasal polyps is related to local eosinophilic inflammation. J Allergy Clin Immunol, **107**：607-614, 2001.

17) Seiberling KA, Conley DB, Tripathi A, et al：Superantigens and chronic rhinosinusitis：detection of staphylococcal exotoxins in nasal polyps. Laryngoscope, **115**：1580-1585, 2005.

18) Van Zele T, Gevaert P, Watelet JB, et al：Staphylococcus aureus colonization and IgE antibody formation to enterotoxins is increased in nasal polyposis. J Allergy Clin Immunol, **114**：981-983, 2004.

19) Tomassen P, Vandeplas G, Van Zele T, et al：Inflammatory endotypes of chronic rhinosinusitis based on cluster analysis of biomarkers. J Allergy Clin Immunol, **137**：1449-1456, 2016.
   Summary IL-5，黄色ブドウ球菌スーパー抗原特異的 IgE によって決定されるクラスターの特徴を CRSsNP，CRSwNP，喘息の有無でグラフィック描写している．

20) Peters AT, Kato A, Zhang N, et al：Evidence for altered activity of the IL-6 pathway in chronic rhinosinusitis with nasal polyps. J Allergy Clin Immunol, **125**：397-403, 2010.

21) Pérez-Novo CA, Watelet JB, Claeys C, et al：

Prostaglandin, leukotriene, and lipoxin balance in chronic rhinosinusitis with and without nasal polyposis. J Allergy Clin Immunol, **115**：1189-1196, 2005.

22) Steinke JW, Bradley D, Arango P, et al：Cysteinyl leukotriene expression in chronic hyperplastic sinusitis-nasal polyposis：importance to eosinophilia and asthma. J Allergy Clin Immunol, **111**：342-349, 2003.

23) Meltzer EO, Hamilos DL, Hadley JA, et al：Rhinosinusitis：developing guidance for clinical trials. J Allergy Clin Immunol, **118**(5 Suppl)：S17-S61, 2006.

24) Lund VJ, Kennedy DW：Quantification for staging sinusitis. The Staging and Therapy Group. Ann Otol Rhinol Laryngol Suppl, **167**：17-21, 1995.

25) Tsuzuki K, Hashimoto K, Okazaki K, et al：Post-operative course prediction during endoscopic sinus surgery in patients with chronic rhinosinusitis. J Laryngol Otol, **132**：408-417, 2018.

26) Tsuzuki K, Hinohira Y, Takebayashi H, et al：Novel endoscopic scoring system after sinus surgery. Auris Nasus Larynx, **41**：450-454, 2014.

27) Zhang Y, Gevaert E, Lou H, et al：Chronic rhinosinusitis in Asia. J Allergy Clin Immunol, **140**：1230-1239, 2017.

28) Nakayama T, Sugimoto N, Okada N, et al：JESREC score and mucosal eosinophilia can predict endotypes of chronic rhinosinusitis with nasal polyps. Auris Nasus Larynx, **46**：374-383, 2019.
　Summary　JESREC スコアと好酸球の粘膜浸潤に基づく分類によるCRSサブタイプは，異なる炎症パターンを示し，CRSエンドタイプの予測に有用であると結論した．

29) Langdon C, Mullol J：Nasal polyps in patients with asthma：prevalence, impact, and management challenges. J Asthma Allergy, **9**：45-53, 2016.

30) Makino S, Miyamoto T, Nakajima S, et al：Survey of recognition and utilization of guidelines for the diagnosis and management of bronchial asthma in Japan. Allergy, **55**：135-140, 2000.

31) Kanda A, Kobayashi Y, Asako M, et al：Regulation of Interaction between the Upper and Lower Airways in United Airway Disease. Med Sci(Basel), **7**(2), 2019.

32) Rivero A, Liang J：Anti-IgE and Anti-IL5 Biologic Therapy in the Treatment of Nasal Polyposis：A Systematic Review and Meta-analysis. Ann Otol Rhinol Laryngol, **126**：739-747, 2017.
　Summary　生物学的製剤のCRSwNPに対する有効性に関するメタアナリシスで，抗IL-5療法（メポリズマブ）は鼻ポリープスコアの低下を示した．

33) Kartush AG, Schumacher JK, Shah R, et al：Biologic Agents for the Treatment of Chronic Rhinosinusitis With Nasal Polyps. Am J Rhinol Allergy, **33**：203-211, 2019.

34) Bachert C, Han JK, Desrosiers M, et al：Efficacy and safety of dupilumab in patients with severe chronic rhinosinusitis with nasal polyps（LIBERTY NS SINUS-24 and LIBERTY NP SINUS-52)：results from two multicentre, randomised, double-blind, placebo-controlled, paralled-group phase 3 trials. Lancet, **394**：1638-1650, 2019.

35) Asano T, Kanemitsu Y, Takemura M, et al：Serum Periostin as a Biomarker for Comorbid Chronic Rhinosinusitis in Patients with Asthma. Ann Am Thorac Soc, **14**：667-675, 2017.

36) Ninomiya T, Noguchi E, Haruna T, et al：Periostin as a novel biomarker for postoperative recurrence of chronic rhinosinitis with nasal polyps. Sci Rep, **8**(1)：11450, 2018.
　Summary　鼻茸におけるペリオスチン遺伝子発現レベルは高く，血清ペリオスチン値は術後CRSwNP再発のバイオマーカーであり，その最適カットオフポイントが115.5 ng/m*l*であることを示した．

37) De Schryver E, Derycke L, Calus L, et al：The effect of systemic treatments on periostin expression reflects their interference with the eosinophilic inflammation in chronic rhinosinusitis with nasal polyps. Rhinology, **55**：152-160, 2017.

MB ENT, 241：48-54, 2020

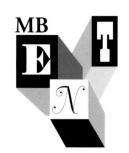

◆特集・"はなづまり"を診る

はなづまりの薬物療法

渡邊　毅[*]

Abstract "はなづまり"とは，何らかの原因で生じた鼻粘膜の腫脹や鼻腔内の物理的な閉塞などによって引き起こされる鼻閉というものの一般的な呼称である．この"はなづまり"は，ひとたび症状として出現すると単に鼻が詰まる・鼻で呼吸ができない，ということのみではなく，『集中力の低下』・『頭重感』・『睡眠障害』などの患者の生活の質(QOL)を低下させる．

本稿では鼻アレルギー診療ガイドラインを踏まえ，この"はなづまり"の機序からみた一般的ならびに有益な薬物療法について概説する．

Key words はなづまり(nasal obstruction)，鼻アレルギー診療ガイドライン 2016(Practical Guideline for the Management of Allergic Rhinitis in Japan)，ロイコトリエン(leukotriene)，プロスタノイド(prostanoid)

はじめに

"はなづまり"とは，何らかの原因で生じた鼻粘膜の腫脹や鼻腔内の物理的な閉塞などによって引き起こされる鼻閉というものの一般的な呼称である．この"はなづまり"は，ひとたび症状として出現すると単に鼻が詰まる・鼻で呼吸ができない，ということのみではなく，『集中力の低下』・『頭重感』・『睡眠障害』などの患者の生活の質(QOL)を低下させる．

本稿ではこの"はなづまり"の機序からみた一般的ならびに有益な薬物療法について概説する．

"はなづまり"の機序

今回取り上げる，アレルギー反応としての"はなづまり"の発現の機序は大きく分けて2つ，即時相および遅発相の反応として起こると考えられている．1つは即時相として各種化学伝達物質が，鼻粘膜の容積血管拡張作用，血管透過性亢進作用により鼻粘膜腫脹を惹起し，"はなづまり"を起こす．もう1つは遅発相として好酸球，好塩基球，

好中球，リンパ球などの炎症細胞の炎症局所浸潤に続き，これらの細胞から遊離される各種化学伝達物質が粘膜の炎症性変化を増強し，容積血管の拡張や血管透過性の亢進による血漿漏出による間質浮腫を持続させ，"はなづまり"を起こす[1]．

その反応の場となる鼻粘膜にはロイコトリエン(LTs)，プロスタグランジン D_2(PGD$_2$)，トロンボキサン A_2(TXA$_2$)，血小板活性化因子(PAF)などの多くの化学伝達物質に対する受容体が存在しており，これらの鼻粘膜血管に対する直接作用によると考えられている[2]．

以下にアレルギー反応と化学伝達物質との関係性を図1として示す．これらの化学伝達物質の中ではロイコトリエンの作用が最も強いという報告がされている[3]．

はなづまりに対する薬物療法

1．総論：鼻アレルギー診療ガイドライン 2016 から

2015年末に『鼻アレルギー診療ガイドライン―

* Watanabe Takeshi, 〒 852-8501 長崎市坂本 1-7-1　長崎大学病院耳鼻咽喉科・頭頸部外科，講師

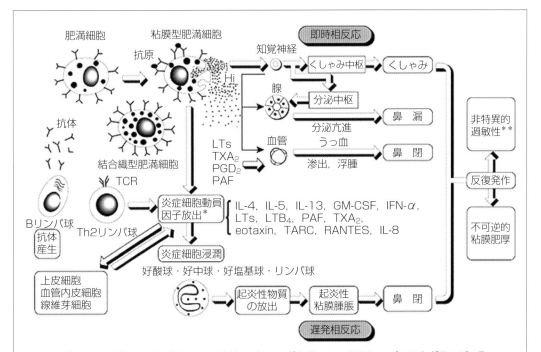

Hi：ヒスタミン，LTS：ロイコトリエン，TXA$_2$：トロンボキサンA$_2$，PGD$_2$：プロスタグランジンD$_2$，
PAF：血小板活性化因子，IL：インターロイキン，GM-CSF：顆粒球／マクロファージコロニー刺激因子，
IFN-α：インターフェロン-α，TARC：thymus and activation-regulated chemokine，
RANTES：regulated upon activation normal T expressed, and presumably secreted，
TCR：T細胞受容体
*遊走因子については，なお一定の見解が得られていないので可能性のあるものを並べたにすぎない．
**アレルギー反応の結果，起こると推定される．

図 1. アレルギー性鼻炎発症のメカニズム
（文献 4 より引用）

通年性鼻炎と花粉症—2016年度版』[4]が刊行され
ている．1993年の初版から8回目の改訂となる本
書は，舌下免疫療法の具体的な実施方法やアナ
フィラキシーへの対応が詳細に記載されたこと，
中等度以上の鼻閉型もしくは鼻閉を主とする充全
型に第2世代抗ヒスタミン薬/血管収縮薬配合薬
の適応が追加されたこと，通年性アレルギー性鼻
炎においては軽症例に鼻噴霧用ステロイド薬の適
応が拡大されたことが挙げられ，花粉症において
は鼻噴霧用ステロイド薬の適応が拡大され初期治
療薬として推奨されたこと，軽症に抗LTs薬・抗
PGD$_2$/TXA$_2$薬・ケミカルメディエーター遊離抑
制薬・Th2サイトカイン阻害薬が追加されたこ
と，さらに，中等度以上の鼻閉型もしくは鼻閉を
主とする充全型に対して鼻噴霧用ステロイド薬お
よび抗LTs薬もしくは抗PGD$_2$/TXA$_2$薬での治療
を以前までは推奨していたが，今回の改訂により

抗ヒスタミン薬の併用が推奨されるようになった
ことが改訂のポイントとなる（表1，2）[4]．以下に
各種化学伝達物質の特徴およびその薬剤について
述べる．

2．抗ロイコトリエン薬

アレルゲンによってIgEが架橋すると肥満細胞
や抗塩基球よりシステイニルロイコトリエン
（CysLT）が放出され，また組織に浸潤してきた好
酸球からも放出される．システイニルロイコトリ
エンとは，ロイコトリエンC$_4$・ロイコトリエン
D$_4$・ロイコトリエンE$_4$をまとめて指す．このロイ
コトリエンはアラキドン酸代謝物で，炎症反応に
おいて非常に重要な役割を果たす物質であり血管
拡張（特に小静脈血管の拡張）に関して強力な効果
をもつ．さらに，その血管拡張効果ゆえに血管透
過性亢進を認める[1]~[3]．その結果として，下鼻甲
介の血管容積が増加することで通気を阻害し鼻閉

表 1. 重症度に応じた通年性アレルギー鼻炎に対する治療法の選択

重症度	軽症	中等症		重症・最重症	
病型		くしゃみ・鼻漏型	鼻閉型または鼻閉を主とする充全型	くしゃみ・鼻漏型	鼻閉型または鼻閉を主とする充全型
治療	① 第 2 世代抗ヒスタミン薬 ② 遊離抑制薬 ③ Th2 サイトカイン阻害薬 ④ 鼻噴霧用ステロイド薬 ①〜④のいずれか 1つ.	① 第 2 世代抗ヒスタミン薬 ② 遊離抑制薬 ③ 鼻噴霧用ステロイド薬 ①〜③のいずれか 1つ. 必要に応じて，①または②に③を併用する	① 抗 LTs 薬 ② 抗 PGD_2・TXA_2薬 ③ Th2 サイトカイン阻害薬 ④ 第 2 世代抗ヒスタミン薬・血管収縮薬配合剤 ⑤ 鼻噴霧用ステロイド薬 ①〜⑤のいずれか 1つ. 必要に応じて，①，②，③に⑤を併用する	鼻噴霧用ステロイド薬 ＋ 第 2 世代抗ヒスタミン薬	鼻噴霧用ステロイド薬 ＋ 抗 LTs 薬または抗 PGD_2・TXA_2薬 もしくは 第 2 世代抗ヒスタミン薬・血管収縮薬配合剤 必要に応じて点鼻用血管収縮薬を治療開始時の 1〜2 週間に限って用いる.
				鼻閉型で鼻腔形態異常を伴う症例では手術	
	アレルゲン免疫療法				
	抗原除去・回避				

推奨度 ↑

症状が改善してもすぐには投薬を中止せず，数ヶ月の安定を確かめて，ステップダウンしていく
遊離抑制薬：ケミカルメディエーター遊離抑制薬. 抗 LTs 薬：抗ロイコトリエン薬. 抗 PGD_2・TXA_2薬：抗プロスタグランジン D_2・トロンボキサン A_2薬

（文献 4 より引用改変）

をきたす.

　このようなロイコトリエンによる炎症の遷延を防ぐために抗ロイコトリエン薬が開発された[5]. この抗ロイコトリエン薬の作用機序と特徴としては，ロイコトリエンがシステイニルロイコトリエン受容体に結合するのを阻止することで好酸球の炎症を抑制し，容積血管の拡張および血管透過性の亢進による血漿漏出をおさえ，"はなづまり"を抑制する. 特にこの薬剤は鼻閉に対する効果が強いといわれている. 鼻汁の抑制効果もあるが，全体的に効果発現は早くはない. 推奨度としては鼻閉型もしくは鼻閉を主とする充全型では最も高い. 実際にも抗ロイコトリエン薬の通年性アレルギー性鼻炎に対する効果については，多施設二重盲検比較試験や長期投与試験などが行われ，プランルカスト（オノン®）・モンテルカスト（キプレス®・シングレア®）ともに有意に鼻閉を改善させることが証明されている. 効果発現は内服開始後 1 週までで認められ，連用で改善率が上昇する[4)6)].

3．抗プロスタグランジン D_2・トロンボキサン A_2薬

　プロスタグランジン D_2（PGD_2）・トロンボキサン A_2（TXA_2）はプロスタノイドと呼ぶこともあり[7]，ロイコトリエンと同じアラキドン酸代謝物である. PGD_2は肥満細胞・樹状細胞・マクロファージから産生される一方で，好酸球・好塩基球・Th2 細胞には CRTH2（chemoattractant receptor-homologous molecule on Th2 cells）という PGD_2受容体が存在し，PGD_2が CRTH2 に結合することで走化性を亢進させ，アレルギーを起こす. また，TXA_2は，血小板や好中球で産生され，血小板凝集作用を有する. TXA_2は血管透過性を亢進させて鼻粘膜の浮腫やうっ血を誘導し，鼻閉を引き起こしている. 抗 PGD_2・TXA_2薬は，PGD_2が CRTH2 に結合するのを阻止すると同時に TXA_2の作用も阻害する. 気管支収縮作用を持つとともに，鼻の粘膜を収縮させ，鼻閉を改善する. ただし，効果発現には前述の通り時間がかかるために患者への説明が重要になってくる[8]. 現在も

表 2. 重症度に応じた花粉症に対する治療法の選択

重症度	初期療法	軽症	中等症		重症・最重症		推奨度
病型			くしゃみ・鼻漏型	鼻閉型または鼻閉を主とする充全型	くしゃみ・鼻漏型	鼻閉型または鼻閉を主とする充全型	
治療	① 第 2 世代抗ヒスタミン薬 ② 遊離抑制薬 ③ 抗 LTs 薬 ④ 抗 PGD₂・TXA₂薬 ⑤ Th2 サイトカイン阻害薬 ⑥ 鼻噴霧用ステロイド薬 くしゃみ・鼻漏型には①，②，⑤，鼻閉型または鼻閉を主とする充全型には③〜⑥のいずれか1つ.	① 第 2 世代抗ヒスタミン薬 ② 遊離抑制薬 ③ 抗 LTs 薬 ④ 抗 PGD₂・TXA₂薬 ⑤ Th2 サイトカイン阻害薬 ⑥ 鼻噴霧用ステロイド薬 ①〜⑤のいずれか1つ. ①〜⑤で治療を開始したときは必要に応じて⑥を追加.	第 2 世代抗ヒスタミン薬 ＋ 鼻噴霧用ステロイド薬	抗 LTs 薬または抗 PGD₂・TXA₂薬 ＋ 鼻噴霧用ステロイド薬 ＋ 第 2 世代抗ヒスタミン薬 もしくは 第 2 世代抗ヒスタミン薬・血管収縮薬配合剤 ＋ 鼻噴霧用ステロイド薬	鼻噴霧用ステロイド薬 ＋ 第 2 世代抗ヒスタミン薬	鼻噴霧用ステロイド薬 ＋ 抗 LTs 薬または抗 PGD₂・TXA₂薬 ＋ 第 2 世代抗ヒスタミン薬 もしくは 鼻噴霧用ステロイド薬 ＋ 第 2 世代抗ヒスタミン薬・血管収縮薬配合剤 必要に応じて点鼻用血管収縮薬を1〜2週間に限って用いる. 症状が特に強い症例では経口ステロイド薬を4〜7日間処方する.	↑
		点眼用抗ヒスタミン薬または遊離抑制薬			点眼用抗ヒスタミン薬，遊離抑制薬またはステロイド薬		
					鼻閉型で鼻腔形態異常を伴う症例では手術		
		アレルゲン免疫療法					
		抗原除去・回避					

初期療法は本格的花粉飛散期の導入のためなので，よほど花粉飛散の少ない年以外は重症度に応じて季節中の治療に早目に切り替える

遊離抑制薬：ケミカルメディエーター遊離抑制薬. 抗 LTs 薬：抗ロイコトリエン薬. 抗 PGD₂・TXA₂薬：抗プロスタグランジン D₂・トロンボキサン A₂薬

（文献 4 より引用改変）

一般的に使用されている抗 PGD_2/TXA_2薬であるラマトロバン(バイナス®)は 1 週間の連続する投与で有意に "はなづまり" に対する効果が認められている[4)9)].

4．Th2 サイトカイン阻害薬

IL-4，IL-5，IL-13，IL-31 などを Th2 サイトカインと呼ぶ. Th2 サイトカイン阻害薬はこの Th2 型のサイトカインの産生を抑制することで抗アレルギー反応や抗炎症作用を示す薬剤である[10)].

Th2 サイトカイン阻害薬の作用機序としては，抗ヒスタミン作用は弱いが Th2 サイトカインの IL-4 を抑えることで IgE 産生を抑制し，IL-5 を抑えることで好酸球浸潤を抑制する. 最終的には肥満細胞からのケミカルメディエーターの遊離を抑制する. 最近では Th2 細胞分化に必要な GATA-3 の発現抑制作用も明らかになっている[10)11)].

一般的に言及される Th2 サイトカイン阻害薬は，トシル酸スプラタスト(アイピーディー®)のことを指す. この薬剤は通年性アレルギー性鼻炎および花粉症に有効性が確認されており，一般的な鼻症状の改善をもたらすが特に鼻閉に対して効果が強いとされている. しかし，即効性に乏しく効果発現には時間がかかる. 投与期間が長いほど有効性は高くなる[10)].

最新のガイドラインにおける通年性アレルギー性鼻炎では，軽症および中等症の鼻閉型あるいは

鼻閉を主とする充全型への投与が，花粉症の初期療法においても鼻閉型または鼻閉を主とする充全型および軽症への投与が推奨されている．通年性アレルギー性鼻炎における中等症の鼻漏・くしゃみ型，重症・最重症および花粉症の中等度以上への推奨投与はされていない[4]．

5．鼻噴霧ステロイド薬

鼻噴霧ステロイド薬は鼻粘膜の炎症細胞と構成細胞に作用する．作用機序としては，炎症細胞には肥満細胞数の減少とT細胞からのサイトカイン産生を抑制して好酸球数を減少させる．さらに好酸球の遊走に関与するマクロファージでのサイトカイン産生を抑制し，抗原提示細胞である樹状細胞数を減少させる作用がある．構成細胞には粘膜上皮細胞からのサイトカインやケミカルメディエーター遊離を抑制し，アレルギー性鼻炎にかかわる蛋白産生を広範囲にわたって抑制する[12]．そのような機序で鼻噴霧用ステロイド薬はアレルギー性鼻炎に対して強力な抗炎症作用を示す．くしゃみ・鼻漏型においても鼻閉・充全型においても，通年性アレルギー性鼻炎では中等症以上の，また花粉症では軽症以上の患者への使用が推奨されている[4][13]．また，本格発症前の最小持続炎症の制御という観点から，花粉症では初期治療薬として最新のガイドラインでは治療薬として追加された[4][12]．

6．ケミカルメディエーター遊離抑制薬

ケミカルメディエーター遊離抑制薬とは，ロイコトリエンやトロンボキサンなどのケミカルメディエーター自身に作用するのではなく，肥満細胞自身からのケミカルメディエーターの遊離を抑制する薬剤である[14]．連続投与によって全般改善度は上昇するが，薬効が認められるには1〜2週間の連用が必要で効果発現が遅く，鼻閉を含む鼻症状改善への効果は弱い．しかし，眠気や口渇の副作用がなく，花粉症の初期治療に使用しやすい[8]．鼻アレルギー診療ガイドラインでは花粉症の初期療法においても鼻閉型または鼻閉を主とする充全型には推奨投与となっているが，中等症以上の花粉症および通年性アレルギー性鼻炎の鼻閉型または

は鼻閉を主とする充全型には効果が弱いために推奨されていない[4]．

7．抗ヒスタミン薬

アレルギー性鼻炎はI型アレルギーであり，鼻粘膜において抗原抗体反応が起こった際に肥満細胞より放出されるヒスタミンが三叉神経終末のH_1受容体に結合することでくしゃみ・水様性鼻汁・鼻閉を引き起こす．ロイコトリエンに比べるとヒスタミンのほうが血管透過亢進作用は弱いが関与しており，鼻粘膜血管のH_1受容体に作用し鼻閉を誘発させている．第1世代抗ヒスタミン薬は"はなづまり"に対する効果は劣っているが，第2世代抗ヒスタミンは"はなづまり"にもある程度効果を認める[8]．これは抗ヒスタミン作用に加えて，ロイコトリエン産生抑制作用や好酸球の遊走・活性化抑制作用を併せ持つためと考えられている[15]．この抗ヒスタミン薬は，アレルギー性鼻炎をはじめとするアレルギー疾患の代表的な治療薬であるが，一般臨床では感冒や副鼻腔炎における"はなづまり"に使用されているケースも散見されている．実際には副鼻腔炎や感冒への単独の効果は期待できず[16]，あくまでも併用で使用されているにすぎない．しかし，これらの症例でアレルギー性鼻炎を合併している症例であれば症状効果改善に相乗効果が期待できるために，併用に対しては肯定的な意見が多い[8]．

なお，最新のガイドラインでは通年性アレルギー性鼻炎および花粉症による"はなづまり"，つまり中等度以上の鼻閉型あるいは鼻閉を主とする充全型に対し，フェキソフェナジンに血管収縮薬である塩酸プソイドエフェドリンを含有した薬剤（ディレグラ®）の推奨投与が追加されている[4]．実臨床においても鼻閉に対して強い効果を持つ抗ヒスタミン薬といってよいと思われる．しかし，長期投与については黒野が8週程度の投与の安全性は報告しているが[17]，それ以上の投与については検討されておらず漫然と投与し続けることは避けたほうがよい[18]．

また，最新のガイドラインでは花粉症による中

等度以上の鼻閉型あるいは鼻閉を主とする充全型に対し，抗ヒスタミン薬の併用投与を推奨している[4]．現在までも様々な第2世代抗ヒスタミン薬が発売されており，どの薬剤も優劣が付けにくく，処方医の好みのようなものがある．多種多様な第2世代抗ヒスタミン薬の詳細については他書にお譲りするとして，今回は"はなづまり"にある程度効果があるとされる，新規薬剤である2つを紹介する．まず，ルパタジン（ルパフィン®）は選択的H₁受容体拮抗作用を持つピペリジン骨格に加え，ルチジニル骨格を有することから血小板活性化因子受容体に対する拮抗作用（抗PAF作用）を有する．橋口らはこのルパタジンはスギ花粉症患者に対し鼻汁・くしゃみのみではなく，鼻閉に対して有意に患者満足度が向上していることを報告している[19]．普段の抗ヒスタミン薬としても有用だが，花粉症による中等度以上の鼻閉型あるいは鼻閉を主とする充全型に対する併用薬として選択し使用することで効果を上げる可能性はある．

また，本邦初の抗ヒスタミン薬の貼付剤であるエメダスチンパッチ（アレサガ®テープ）は即効性には乏しい反面，貼付剤の特性を活かし貼付期間中安定した血中濃度が維持できる．大久保らによると鼻閉に対する効果も十分あることが報告されている[20]．同様に花粉症による中等度以上の鼻閉型あるいは鼻閉を主とする充全型に対する併用薬として，特にこれ以上内服の薬剤を追加したくないと考える患者には選択しやすい薬剤となる可能性がある．

8．血管収縮薬

血管収縮薬は鼻粘膜血管壁の α_2 受容体に作用して血管収縮，ひいては鼻粘膜の腫脹や充血を取り除き，鼻閉を改善させる．その血管収縮作用は強力で，数分以内に作用し，3〜6時間作用が持続する．鼻アレルギー診療ガイドラインでは重症・最重症の鼻閉型または鼻閉を主とする充全型には必要に応じて1〜2週間に限って用いる，とある．その理由としては頻回の使用で作用時間が短くなり，逆に使用後にリバウンド現象が生じ血管拡張による

下甲介腫脹をきたし鼻閉が増強する．これにより点鼻を求めてしまい悪循環に陥り，最終的には薬剤性鼻炎（点鼻性鼻炎）を引き起こすことになるために十分な注意が必要である[18)21)]．適切な知識を持ち，適切な患者教育とともに使用するのであれば効果も十分あり，満足度も上昇する．薬剤としてはナファゾリン（プリビナ®），トラマゾリン（トーク®），オキシメタゾン（ナシビン®），テトラヒドロゾリン（ナーベル®），プレドニン含有テトラヒドロゾリン（コールタイジン®）などが挙げられる[21]．

9．漢方薬

漢方薬については鼻アレルギー診療ガイドラインへの記載はなく，推奨投与の扱いではないが，意外に即効性があり[22]，Th1/Th2バランスを修復すること，アレルギー発症機序を抑制すること，自律神経を整えること，ストレスによる心身のゆがみを修復することなどが機序としてあり，諸家によって使用されてある一定の効果を出しているようである[22]．効果があるであろうとされている漢方薬は，小青竜湯，葛根湯加川芎辛夷，麻黄附子細辛湯などが挙げられる[23]．ガイドラインへの記載はないが，副作用も少ないため症状にあわせて処方することでコンプライアンスの向上などが見込まれる．

10．生理食塩水点鼻スプレー

鼻内術後に生食点鼻スプレー（ドライノーズスプレー®）を用いることで，はなづまりが改善することについては，渡邊ら[24]が報告している．アレルギー性鼻炎による"はなづまり"への効果について，例えば，アレルゲンの洗い流しが可能なのかなどの検討については，今後の報告が待たれる．

おわりに

"はなづまり"の薬物療法について，鼻アレルギー診療ガイドラインを踏まえ"はなづまり"の機序から一般的ならびに有益な薬物療法について概説した．まだまだ進化を遂げるであろうアレルギー診療領域であり，今後も治療方法については目が離せないものと思われる．

参考文献

1）川内秀之：1. 総論：アレルギー性鼻炎の過敏性症状発現のメカニズム―機序―. Prog Med, **36**：1459-1461, 2016.

2）荻野　敏：化学伝達物質とアレルギー反応. JOHNS, **29**：412-415, 2013.

3）今野昭義, 沼田　勉, 寺田修久ほか：アレルギー性鼻炎とケミカルメディエーター. アレルギー科, **9**：308-318, 2000.

4）鼻アレルギー診療ガイドライン作成委員会：鼻アレルギー診療ガイドライン―通年性鼻炎と花粉症―2016年度版（改訂第8版）. ライフ・サイエンス, 2015.

5）戸田正明, 新井義信：ロイコトリエン誘導体の生物活性とロイコトリエン拮抗剤の開発. 有機合成化学, **45**：136-150, 1987.

6）松根彰志：3. 抗LT薬, 抗PGD2・TXA2薬はアレルギー性鼻炎の鼻閉に有効か. Prog Med, **36**：1469-1472, 2016.
Summary 抗ロイコトリエン薬・抗プロスタグランジン D_2/トロンボキサン A_2阻害薬は, アレルギー性鼻炎発症のメカニズムの観点からも鼻閉に有効であり, 抗ヒスタミン薬とは異なった意味合いでの治療薬であるといえる.

7）永井博弌：アレルギー性鼻炎発症因子としての脂質メディエーター. アレルギー, **56**：570-576, 2007.

8）市村恵一（編）：耳鼻咽喉科 最新薬物療法マニュアル―選び方・使い方. ENT臨床フロンティア. 中山書店, 2014.

9）岡野光博, 品川　潤：（第4章）治療 抗プロスタグランジンD2・トロンボキサンA2受容体拮抗薬. 診断と治療のABC, **127**：77-85, 2017.

10）岡野光博：4. Th2サイトカイン阻害薬はアレルギー性鼻炎のどのような症状に有効か. Prog Med, **36**：1473-1478, 2016.
Summary Th2サイトカイン阻害薬は好酸球浸潤抑制作用・IgE産生抑制作用・ケミカルメディエーター遊離抑制作用, GATA-3発現抑制作用を有し, 即効性には乏しいが連用で遅発性のアレルギー反応, くしゃみ・鼻漏にも効果があるが特に鼻閉に有効である.

11）Furonaka M, Hattori N, Tanimoto T, et al：Suplatast tosilate prevents bleomycin-induced pulmonary fibrosis in mice. J Pharmacol Exp Ther, **328**：55-61, 2009.

12）黒田優美, 増山敬祐：アレルギー性鼻炎発症・治療のメカニズム　5. 鼻噴霧用ステロイド薬は花粉症の初期療法に有効か. Prog Med, **36**：1479-1484, 2016.

13）岡野光博：鼻噴霧ステロイド薬. アレルギーの臨床, **33**：1107-1111, 2013.

14）松永真由美, 三輪正人, 有村昭典：鼻閉の薬物療法. JOHNS, 1567-1573, 2000.

15）黒野祐一：アレルギー性鼻炎に対する抗ヒスタミン薬の用い方. 医事新報（別）, **4570**：73-77, 2011.

16）Sutter AL, Lemiengre M, Campbell H, et al：Antihistamines for the common cold. Cochrane Database Syst Rev, CD001267, 2003.

17）黒野祐一：アレルギー性鼻炎患者を対象としたディレグラ配合錠の使用実態下での安全性および有効性の検討―使用成績調査（DEPARTURE Study）の結果―. アレルギー・免疫, **22**(11)：1619-1638, 2015.

18）田中　是, 菊地　茂：薬物性鼻炎. JOHNS, **31**(9)：1256-1257, 2015.

19）橋口一弘, 江崎貴普, 橋本敏夫ほか：季節性アレルギー性鼻炎に対するルパタジンの治療満足度　前年の第二世代抗ヒスタミン薬治療に不満のあったスギ花粉症患者を対象にした臨床研究（SPRING研究）. アレルギー・免疫, **25**：1452-1464, 2018.

20）Okubo K, Uchida E, Terahara T, et al：Efficacy and safety of the emedastine patch, a novel transdermal drug delivery system for allergic rhinitis：Phase Ⅲ, multicenter, randomized, double-blinded, placebo-controlled, parallel-group comparative study in patients with seasonal allergic rhinitis. Allergol Int, **67**：371-379, 2018.

21）堀井　新：外来に必須！外用薬の上手な使い方《外来処置》血管収縮薬. 耳喉頭頸, **88**：906-907, 2016.

22）Okubo K, Kurono Y, Fujieda S, et al：Japanese guideline for allergic rhinitis. Allergol Int, **60**：171-189, 2011.

23）神門宏和：スギ花粉症に対する小青竜湯の有用性の検討. 医学と薬学, **68**：991-998, 2012.

24）渡邊　毅, 中尾信裕, 吉見龍二ほか：鼻内術後管理を目的とした生理食塩水点鼻スプレーの有用性の検討. 耳喉頭頸, **92**(3), 2020(in press).

MB ENT, 241 : 55-59, 2020

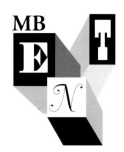

◆特集・"はなづまり" を診る

はなづまりの保存療法
―局所処置とネブライザー療法―

兵　行義*

Abstract　はなづまりの診断は難しく，鼻所見を正確にとるだけでなく，閉塞度合を評価する必要がある．なかでも，鼻咽喉頭内視鏡検査で確認する前にも鼻処置は必要であり，副鼻腔自然口開大処置も含めて行うことが重要である．その後にネブライザー療法を行う．鼻処置は内服薬ではない即効性の処置として，耳鼻咽喉科の醍醐味であるといっても過言ではない．
　今回は鼻処置が必要な理由，効果的な鼻処置・ネブライザー療法について概説する．

Key words　はなづまり(nasal congestion)，鼻局所処置(topical treatment)，エアロゾル療法(aerosol therapy)

はじめに

　はなづまりは日常診療において遭遇する割合の高い鼻症状の1つである．重症化することによりQOLの低下をきたし，二次的に他の身体障害まで引き起こす症状である[1]．また，原因としてはアレルギー性鼻炎や鼻副鼻腔炎などの炎症性疾患から悪性腫瘍に至るまで様々な疾患がある．アレルギー性鼻炎でも鼻閉を呈する患者も多く，また成人と小児では小児のほうがはなづまりを呈する患者が多いことを我々は報告した[2]．心因性鼻閉や萎縮性鼻炎などが呈する鼻閉感と鼻閉は異なり，鼻所見・鼻腔通気度検査から鼻閉の原因をしっかり診断する必要がある．その診断のためにも局所処置を行った後に内視鏡も用い，鼻内を観察をすることが重要である．今回は，はなづまりの保存的治療として日常臨床で行われている鼻処置，副鼻腔自然口開大処置，ネブライザー療法について概説する．

はなづまりのメカニズム

　はなづまりは鼻粘膜の容積血管の拡張と血漿漏出による間質の浮腫が主たる原因である．特に，アレルギー性鼻炎の鼻粘膜腫脹は化学伝達物質の血管系に対する直接作用と中枢を介する副交感神経反射と軸索反射が関与する．通常は鼻粘膜は交感神経と副交感神経の二重の支配を受けるが，アレルギー性鼻炎患者の鼻粘膜局所は副交感神経優位の状態になっており，これを示唆する所見として，ムスカリン様受容体の増加，α・β両受容体の減少，鼻粘膜のノルアドレナリン量の低下[3)4)]が報告されている．副交感神経興奮時にみられる鼻粘膜容積血管拡張ならびに血漿漏出は副交感神経終末から放出されるNOを介する反応である．他にはロイコトリエン，トロンボキサンA_2，プロスタグランジンD_2，PAFなどの化学物質が鼻粘膜血管系に直接的に作用する反応がみられる．アレルギー性鼻炎における鼻粘膜腫脹の背景には鼻粘膜容積血管平滑筋の弛緩により鼻粘膜のうっ血，浮腫，結合組織の増生により鼻閉が起こる．

局所処置の目的

　外来にはなづまりで来院した患者に早く症状を改善させることが必要である．アレルギー性鼻炎

＊ Hyo Yukiyoshi，〒701-0192 岡山県倉敷市松島577　川崎医科大学耳鼻咽喉科学，講師

α1作用

血管の収縮
末梢血管抵抗の上昇
血圧の上昇
散瞳・尿閉

β1 作用

頻脈
脂肪分解の増加
心機能の収縮性の増加

α2 作用

ノルアドレナリンの放出阻害
インスリンの放出阻害

β2 作用

血管拡張
気管支拡張作用
肝での糖分解を進める
筋肉の増加
子宮の収縮筋の低下

図 1．エピネフィリンの効果
エピネフィリンはα作用とβ作用があり，心血管系，肺，膀胱などにも働く

やスギ花粉症患者において一時的でも QOL を改善させることが可能である．そのためにも外来受診後に，はなづまりを解消して帰らせることが耳鼻咽喉科の局所処置の醍醐味である．急性鼻副鼻腔炎でも粘稠な鼻汁を吸引することにより，頭重感や後鼻漏が改善する．また，小児や通年性アレルギー性鼻炎患者は慢性的鼻閉状態であり，鼻閉を自覚していないために来院した際の処置により，これから始まる治療の到達目標などを理解させる必要もある．一方，はなづまりを主訴に来院した患者の中で，鼻汁吸引を行うと鼻閉が改善する症例にも遭遇する．これは鼻閉ではなく，鼻汁過多が鼻閉の原因である．アレルギー性鼻炎の病型の把握のため，局所診察の重要性も考える．そして，下鼻甲介腫脹により，視診だけでは鼻内を観察することができない場合には必ず，鼻処置，副鼻腔自然口開大処置を行い，鼻腔内を観察する目的でも鼻処置は有効である．なぜ，はなづまりが起きているのかを確認するために鼻咽喉頭を内視鏡で確認することが必要である．上咽頭や鼻腔内の腫瘍により鼻閉を生じている可能性も確認する．

鼻処置，副鼻腔自然口開大処置の用いる薬剤

1．エピネフリン

交感神経節後線維親和性細胞よりホルモンとして血中に放出されるが，主には副腎髄質からホルモンとして血中に放出される．α作用とβ作用の両方をもちそれぞれの受容体に対して親和性が高い．

α作用としては血管を収縮させる作用を有する．血管系についてはα1，2ともに分布している．β作用としては心臓に対して心拍数，収縮力を上げ，β2作用としては血管を拡張させて気管支を拡張させることができる(図 1)．これらの作用があることからアレルゲン免疫療法でアナフィラキシーが起こった際にアドレナリンを筋注する．これは末梢血管を収縮させて，間質の浮腫を予防させることが目的である．一方，心血管系に問題のある場合はβ作用から心拍，収縮力を上げることは狭心症のリスクを上げることからアレルゲン免疫療法では心血管系に既往のある場合は禁忌になっている．

鼻アレルギー診療ガイドラインでは 2 歳以下の鼻処置は禁忌になっているが，鼻処置では報告はないが，局注をした場合に，心肺停止まで至る症例[5]やたこつぼ型心筋症[6]と診断される報告も多いため注意が必要である．

2．局所麻酔薬

使用頻度としては全国的な調査はないが，一般的に塩酸リドカイン液を使用している場合が多い．以前は後述するネブライザー療法を行うにあたり，鼻粘膜の線毛運動を表面麻酔で止め，ネブライザー療法をすると，鼻・副鼻腔に薬剤を送り込むことができるとされている．4%ではアスピリン喘息には使用できないので，現在好酸球性副鼻腔炎など増加中であるので使用には注意を要する．

局所処置の実際

鼻処置は鼻腔内に血管収縮薬を噴霧後に総鼻道・下鼻道を中心とした鼻汁，鼻漏の吸引を行う．一方，副鼻腔自然口開大処置は 2000 年 4 月から保険収載されたが，中鼻道処置ともよばれ，中鼻道が開大することが目的であり，両者は同一ではない．

1．鼻処置

鼻腔内を十分観察すること，また鼻腔内の分泌物を清掃する目的で行う．つまり，鼻粘膜を収縮させることと吸引の際の疼痛緩和が必要である．

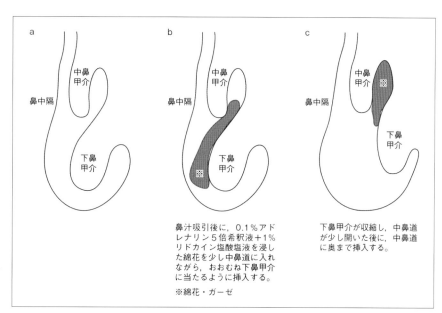

図 2.
副鼻腔自然口開大処置の方法（文献 7 より引用）

表 1. ネブライザー機器の種類

	利点	欠点
ジェット型	耐久性に優れる 比較的安価	騒音，比較的大型，交流電源が必要なものが多い
超音波型	大量噴霧が可能，静音 刺激が少ない	薬物の変性，少量の噴霧には不適，ステロイドの懸濁液は吸入不可

鼻腔に血管収縮薬と 1% 塩酸リドカイン液を鼻腔内に噴霧し鼻粘膜を少し収縮させ，総鼻道にある鼻汁を吸引する．それでも困難な場合にはタンポンガーゼやコメガーゼを浸し，鼻内に挿入し，数分後に抜去し鼻汁吸引を行う．綿棒の方法もあるが，ガーゼのほうが劇的に症状改善するため患者の満足度は高い．

2．副鼻腔自然口開大処置

副鼻腔自然口開大処置は 0.1% アドレナリン 5 倍希釈液と 1% リドカイン塩酸塩液を混ぜた溶液を綿花またはガーゼに浸して中鼻道に挿入する．5 分後に再度綿花を入れ替える．前回よりもやや大きめの綿花またはガーゼを挿入し，さらに中鼻道の奥にまで挿入する．十分開大できれば 1 回でも問題ない．開大するまでしっかり行うことが重要である．綿花の代わりに綿棒を用いることも有効であるが，挿入時痛みの出現や出血やびらんを形成する場合もある．十分な麻酔が困難な場合が多いために綿花またはガーゼを用い，中鼻道粘膜を面としてしっかり麻酔を行うのがよいと思われ

る．その後，中鼻道が開大した場合に中鼻道をしっかり観察し，ポリープの有無を確認し，膿性鼻汁や分泌物の流出があればこれを吸引除去し，鼻閉の原因を検索する．時間はかかるが患者満足度は高く，鼻内の観察は容易であることから必要であると思われる（図 2）．

エアロゾル吸入療法（ネブライザー療法）

エアロゾル吸入療法（ネブライザー療法）は耳鼻咽喉科のクリニックでは頻用されている治療法であり，2015 年に日本耳鼻咽喉科感染症・エアロゾル学会から「急性鼻副鼻腔炎に対するネブライザー療法の手引き」[7]が刊行された．全世界的にはヨーロッパから鼻副鼻腔炎に対する Position Paper が出ている[8]が，本邦からも 2019 年には世界に本邦の治療法として Position Paper を出すことができた．機器としては本邦ではジェット式が多いが，地域によっては超音波式が多いところもある（表 1）．

ネブライザー療法は気道吸入療法の 1 つであ

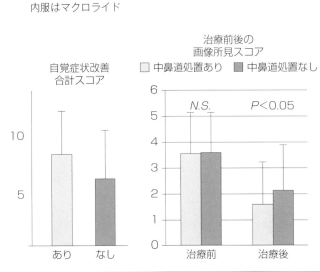

対象：上顎洞陰影を伴う急性・慢性副鼻腔炎
中鼻道を開大しえないような大きな鼻茸症例は除外

中鼻道処置	あり	なし
症例数	98 例	122 例
平均年齢	40.7±21.0 歳	40.9＋24.4 歳
観察期間	39.9±19.5 日	39.0±19.5 日
治療前画像スコア	3.58±1.59	3.59±1.67
小児の割合	17.3%	22.0%

週2～3回ネブライザー療法
内服はマクロライド

自覚症状改善
合計スコア

治療前後の
画像所見スコア
☐ 中鼻道処置あり ■ 中鼻道処置なし

図 3.
副鼻腔自然口開大処置の有効性
副鼻腔自然口開大処置をしたほうが，有効
性が高く，画像所見の改善もよい

り，気管支喘息の吸入療法と同じ位置づけであ
る．その目的としては ① 固有鼻腔を正常化し中
鼻道に薬剤を付着させること，② 副鼻腔粘膜に薬
剤を沈着させることが大切であると考える[10)11)]．
つまり，ネブライザー療法がそのままはなづまり
の治療であるかと言われればそうではなく，炎症
がはなづまりの原因であればその炎症を鎮静させ
るために行う．各臨床医が，それぞれの患者に
あった薬剤を調合して，吸入薬として作成する局
所吸入療法の治療法である．この重症度であれ
ば，この薬剤はどれくらい投与すべきかなどを考
えて行うのは本来の治療法である．現在は，急性
鼻副鼻腔炎に対してはセフメノキシムを使用する
場合が多いが，単剤で用いる場合は少なく，ステ
ロイド薬，血管収縮薬，抗アレルギー薬などを調
合して使用する場合が多い．小児気管支喘息の患
者に対して吸入発作が出ているときにインタール
のみか，ステロイドを入れるか，メプチン，ビソ
ルボンなどを考慮するのと同様である．
　また，前述の処置により，鼻汁除去後に行うべ

きであると報告されている．鼻汁がある群と鼻汁
がない群を比較しても鼻汁がある群が有意に吸収
率の低下を示していることから鼻汁を除去するこ
とだけでもネブライザー療法の有効性が高まる．
また，中鼻道閉塞度別治療効果の比較では閉塞の
ある群では閉塞程度にかかわらず有効性の低下が
認められている．副鼻腔自然口開大処置による副
鼻腔内へのセフメノキシム塩酸塩の移行を検討し
た報告では副鼻腔自然口開大処置を行った群は非
処置群に比較し，上顎洞底，上顎洞外側壁および
全篩骨洞内の移行濃度が高いことが示されてい
る．このような症例には副鼻腔自然口開大処置が
有効である[12)]（図3）．
　いずれにせよ，治療前処置として血管収縮薬の
噴霧または塗布，粘液・鼻汁の吸引，洗浄による
除去，特に中鼻道，鼻咽腔などの開放に十分配慮
すべきである．
　また，スギ・ヒノキ花粉飛散期や急性鼻副鼻腔
炎の際には鼻過敏性があり鼻処置の刺激によりく
しゃみ発作が誘導され，鼻処置間くしゃみ・鼻汁

表 2. 効果的なエアロゾル療法（吸入療法）を行うために

1. 十分な必要量の有効物質を標的部位に送り込むこと
2. 気道での圧力変動をできるだけ大きくすること
3. 薬液を送り込む圧を耐えられる範囲で強くすること
4. 標的部位にあった呼吸方法を行うこと
5. 侵入する粒子の有効物質含有量を大きくすること
6. 疾病に対し有効な薬剤を用いること
7. 可能な限り前処置を行うこと

が続く症例もある．その後，一時的に改善し，ネブライザー療法をすると再燃する症例を経験する．その際には超音波式ネブライザーでは風量を下げる，ジェット式ネブライザーではジェット噴霧圧を一時的に下げると刺激が少なくなり，症状が緩和される．ただ，投与する単位時間当たりの薬剤量が減少するために，吸入時間は長めに設定する必要がある．

ネブライザー療法単独では保険請求ができない都道府県もあり，必ず前処置を施行後にネブライザー療法を行うことが必須であると考え，疾病に対して有効な薬剤を用いることが重要である．1987年に日本医用エアロゾル研究会で兵ら[13]が「慢性副鼻腔炎に対するネブライザー療法を効果的に行うために」という報告をした．今回，我々上気道を扱う耳鼻咽喉科医に必要な「効果的なエアロゾル療法（吸入療法）を行うために」と改変したのでそれも掲載する（表2）．

まとめ

鼻処置，副鼻腔自然口開大処置などはなづまりに対する局所処置は鼻閉の診断のためにも重要である．そのうえでエアロゾル吸入療法（ネブライザー療法）を行うとさらに効果的であり，短期間で症状・QOLの改善をすることができる．その結果，内服単独の治療よりも労働生産性が上昇すると考えられる．

参考文献

1) Nishiike S, Ogino S, Irifune M, et al：Measurement of quality of life during different clinical phases of Japanese cedar pollinosis. Auris Nasus Larynx, 31：135-139, 2004.
2) 兵　行義，田中麻里子，濱本真一ほか：スギ・ヒノキ花粉症に対する小児・成人の症状出現の相違．耳鼻臨床（印刷中）．

Summary スギ花粉飛散期に小児と成人と同様の問診で確認したところ，成人は水っぱなが多く，小児ははなづまりが多かった．小児アレルギー性鼻炎は自覚症状が分かりにくく，重症度は判断できにくい可能性があることが示唆された．

3) 藤谷哲造，金谷けい子，井上健造ほか：鼻アレルギー患者の下鼻甲介組織中のノルエピネフリン含有についての研究．日耳鼻，84：168-173, 1981.
4) Ishibe T, Yamashita T, Kumazawa T, et al：Adrenergic and cholinergic receptors in human nasal mucosa in cases of nasal allergy. Arch Otorhinolaryngol, 238(2)：167-173, 1983.
5) 勝俣良紀，相澤義泰，田部井亮太ほか：止血用エピネフリンの膣粘膜への局所注射により心肺停止となった潜在性QT延長症候群の1例．心臓，45(Suppl. 2)：96-100, 2014.
6) 都留寛子，内　博史，伊東玲子ほか：術中にたこつぼ心筋症を発症した1例．西日本皮膚科，76(3)：222-224, 2014.
7) 日本耳鼻咽喉科感染症・エアロゾル学会（編）：急性鼻副鼻腔炎に対するネブライザー療法の手引き．金原出版, 2016.
8) Work group of the French Society of Otorhinolaryngology(SFORL). Consensus document for prescription of nebulization in rhinology. Eur Ann Otorhinolaryngol Head Neck Dis, 131：371-374, 2014.
9) Ohki M, Hyo Y, Yoshiyama Y, et al：Consensus guidance of nebulizer therapy for acute rhinosinusitis. Auris Nasus Larynx, 2019.
10) 兵　行義：鼻副鼻腔疾患に対するネブライザー療法．日耳鼻，120：147, 2017.
11) 兵　行義：副鼻腔炎とネブライザー療法．MB ENT, 219：7-15, 2018.
12) 山田武千代，斉藤　等，藤枝重治ほか：耳鼻咽喉科処置—鼻副鼻腔炎における中鼻道処置の有効性．耳鼻臨床，95(2)：153-157, 2002.

Summary 中鼻道処置をした群としていない群とに比較し，内服，ネブライザー療法を施行した2群に分けて検討した．その結果，中鼻道処置をした群のほうが，レントゲン上の陰影が改善していた．ネブライザー療法施行前には中鼻道開大処置は行うべきである．

13) 兵　昇：ネブライザーの適応と限界—とくにエアロゾル発生装置，病態の面から—．第11回医用エアロゾル研究会報告：44-54, 1988.

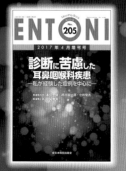

MB ENT, 241：61-66, 2020

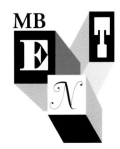

◆特集・“はなづまり”を診る

はなづまりの手術方法
—鼻中隔矯正術について—

平位知久[*1]　　福島典之[*2]

Abstract　鼻閉改善目的に鼻中隔矯正術を施行する症例では，程度の差はあるが，前弯を伴っていることが多い．前弯を伴う鼻中隔弯曲症の病態は，鼻中隔軟骨が余剰となっている状態と捉え，対処することが重要である．また，前弯の程度が強いほど，鼻中隔軟骨の余剰部分は増加していると考えられる．

　当科ではCT解析を用いて前弯の程度を評価したうえで，前弯の程度別に術式を選択している．軽度前弯症例に対しては，鼻中隔軟骨を前端から 10～15 mm の幅で温存し，その後方で鼻中隔軟骨を左右に動かすことで矯正を行っている．中等度以上の前弯症例に対しては軟骨前端の処理，再建を含めた矯正を行っている．なお，切開方法は hemitransfixion approach[1] を用いることが多い．その理由として，血流が豊富で破損しにくい粘膜弁を挙上できること，鼻腔前方から良好で立体的な術野を得ること，症例に応じて前端の処理および再建が可能となることが挙げられる．

　現在，当科で施行している具体的な手技を含め，解説した．

Key words　鼻中隔矯正術(reconstruction of nasal septum)，鼻中隔弯曲モデル(model of nasal septum deviation)，前弯(deviation of caudal end)，CT 解析(analysis of CT data)，hemitransfixion approach

鼻中隔弯曲症の成因について

　鼻中隔弯曲症の成因(外傷性を除く)は，高橋[2]が提唱した「進化による矛盾説」に起因する症例が多いと考える．すなわち，ヒトが霊長類へと進化していく過程に伴って脳頭蓋が前方へ発達する一方で，顎顔面は後方へ退行することにより，鼻腔は前後方向に狭小化した．それにもかかわらず，鼻中隔軟骨の成長スピードは変わらないため，行き場を失って余剰となった軟骨が弯曲するとした説である．なお，同時期に鋤骨を含めた周囲の骨組織も同時期に成長するが，鼻中隔軟骨の成長スピードは鋤骨の 2 倍であり，鼻中隔軟骨の成長のほうが弯曲に与える影響は大きいとされている[2]．

　この原理を，頭蓋骨模型を使って立体的なイメージで示すと図 1-a のようになる．鼻中隔弯曲(−)モデル(図 1-a 左)には青色のスポンジシートを，弯曲(＋)モデル(図 1-a 右)にはピンク色のスポンジシートをトリミングして，鼻骨，篩骨正中板および鋤骨溝との間に留置し，鼻中隔軟骨の状態を再現した．スポンジシートをそれぞれ取り出して比較すると，弯曲(＋)モデルのほうが，弯曲(−)モデルよりも軟骨のサイズが大きい．両者を重ねると，図 1-b のようになる．青色からはみ出したピンクの部分(矢印)が，鼻中隔弯曲症における軟骨の余剰部分ということになる．また，鼻中隔弯曲症が高度になると，軟骨の弯曲だけにとどまらず，周囲の篩骨正中板，鋤骨，鼻稜の変形をきたし，その境界部分では骨棘形成もきたすことで，弯曲はさらに複雑になり，かつ高度化する．

[*1] Hirai Tomohisa, 〒 734-8530 広島市南区宇品神田 1-5-54　県立広島病院耳鼻咽喉科・頭頸部外科，部長
[*2] Fukushima Noriyuki, 同，主任部長

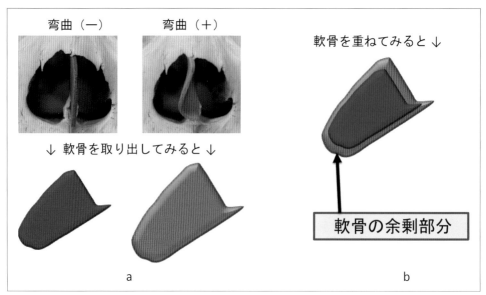

図 1. 鼻中隔弯曲(−)モデルと弯曲(＋)モデルの鼻中隔軟骨の大きさの違い
鼻中隔弯曲(−)モデルの鼻中隔軟骨(青)と比較して，弯曲(＋)モデルの鼻中隔軟骨(ピンク)
は大きい(a)．両者を重ねてみると(b)，鼻中隔弯曲症があるモデルでは，軟骨が余剰となっ
ていることが分かる(矢印で示した領域)

前弯の程度に応じた術式の選択

　前弯症例の一部では，軟骨前端の弯曲を矯正し
ない場合，鼻閉が改善されないだけでなく，外鼻
からの収縮力を受けることで前弯が顕在化し，術
前より症状が悪化する場合もある[3]．そこで，当
科では現在，前弯の程度を CT 画像解析により評
価し，図2に示したアルゴリズムを用いて術式を
決定している．なお，前弯の程度は，鼻腔入口部
断面における(狭鼻腔面積／広鼻腔面積)比を算出
することで評価し，同比が0.8以上を「前弯な
し」，0.8未満0.6以上を「軽度前弯」，0.6未満
0.4以上を「中等度前弯」，0.4未満を「高度前弯」
と定義している[4]．

　前弯の程度別の手術方法について以下に述べ
る．なお，手術は全例，全身麻酔下に行っている．

　前弯を認めない症例に対する鼻中隔矯正術は，
鼻閉改善目的というよりは，歯性上顎洞炎，上顎
洞真菌症，鼻副鼻腔腫瘍などの症例における中鼻
道ルートの開大を目的とした場合が多い．これら
の症例については鼻中隔軟骨の矯正は行わず，篩
骨正中板の弯曲部のみを切除する部分的鼻中隔矯
正術を施行している．具体的には，相原らの報
告[5]を参考とし，篩骨正中板の弯曲部の数 mm 前

方の鼻中隔粘膜を上下に切開することで凹側の軟
骨膜下にアプローチする．続いて，鼻中隔軟骨と
篩骨正中板の接合部を外して凸側の軟骨膜を剝離
した後，篩骨正中板の弯曲部のみを削除すること
で中鼻道を開大する．

　軽度前弯症例に対しては，hemitransfixion
approach により手術を行うが，軟骨前端の弯曲
は軽度であるため，軟骨前端の処理，再建を行っ
たとしても，期待したほどの効果は得られないこ
とが多い．そこで，鼻中隔軟骨を前端から10〜15
mm の幅で温存し，その後方から鼻中隔軟骨を左
右に動かすことで矯正を行っている．篩骨正中
板，鋤骨，鼻稜などの周囲骨組織から外すことで，
受動的な負荷から解放され，軟骨の弯曲は解消す
ることが多い．具体的な手技については後述する．

　中等度以上の前弯症例に対しては，hemitrans-
fixion approach 後，軟骨前端を軟骨膜から剝離し
て明視下におき，同部の弯曲の有無および前鼻棘
からの脱臼の有無を評価する．そして，状況に応
じて余剰軟骨の切除など，軟骨前端の処理を行
い，batten graft による再建などを行っている．
術式の詳細については文献[4]で述べた．

　なお，中等度以上の前弯症例では，斜鼻を合併
していることがある．機能面だけでなく，整容面

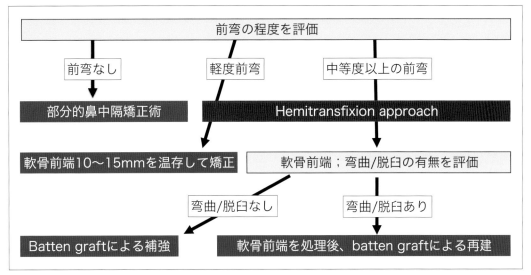

図 2. 前弯の程度別にみた鼻中隔矯正術のアルゴリズム

前弯を認めない症例では，篩骨正中板，鋤骨などの骨の弯曲のみを削除する部分的鼻中隔矯正術を行っている．軽度前弯症例では，hemitransfixion approach により手術を行うが，鼻中隔軟骨前方を10～15 mm 程度残した状態で軟骨を切開し，それより後方で矯正術を行う．中等度以上の前弯症例では，軟骨前端を明視下におき，弯曲および前鼻棘からの脱臼の有無など，状態を評価したうえで，状況に応じて軟骨前端を処理後，batten graft による再建などを行う

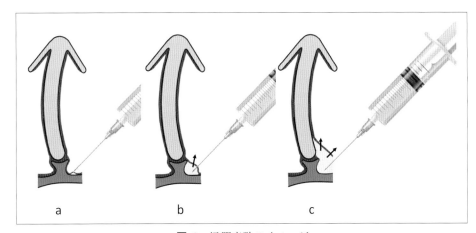

図 3. 浸潤麻酔のイメージ

浸潤麻酔に際しては，凹側の鼻中隔と鼻腔底の移行部に 2 倍希釈 1% エピネフリン含有リドカインを 5 m*l* 注射する．この際，23 G の針先が骨面に当たっていることを感じながら，針先は動かさずに 5 m*l* を注入し(a→b)，鼻腔底の骨膜と連続させて鼻中隔軟骨膜を剥離する(b→c)

での矯正希望もあれば，鼻中隔矯正術と鼻骨骨切り術の一期的手術を行っている[6]．

軽度前弯症例に対する鼻中隔矯正術

軽度前弯症例に対して当科で行っている鼻中隔矯正術の具体的な手技について以下に述べた．

粘膜の切開側は鼻腔入口部の凹側としている．その理由は，凸側の粘膜は剥離が困難な場合があ

り，切開部位と粘膜破損部位が近接すると術後に粘膜穿孔をきたすリスクがあるためである．浸潤麻酔として，凹側の鼻中隔と鼻腔底の移行部に 2 倍希釈 1% エピネフリン含有リドカインを注射する(図 3，4-a)．この際，23G の針先が骨面に当たっていることを感じながら，針先は動かさずに 5 m*l* を注入し(図 3a→b)，鼻腔底の骨膜と連続させて鼻中隔軟骨膜を剥離する(図 3b→c)．追加と

して27G針歯科用カートリッジを両側軟骨膜下に1.8 mlずつ注射する. この注射器の利点として, ロック式であるため高圧で注入可能であることと, 針先が細いため繊細な操作が可能であることが挙げられる.

鼻腔前方の操作は片手操作では困難であるため, 当科では, 鼻鏡を用いて術野を確保しながらヘッドライトを用いて拡大鏡下に行っている. 軟骨前端(点線)よりも2〜3 mm後方(実線)を切開後(図4-b), 鼻中隔と鼻腔底の移行部を久保式吸引付き剥離子で剥離する. まず, 鼻腔底の骨膜を剥離して骨面に達した後, そのまま鼻中隔側へ連続させながら軟骨膜を剥離し, 鼻中隔の軟骨面を確認する(図4-c). その後の剥離は内視鏡下に行う. 軟骨膜下に剥離できているかどうかは, 剥離した膜内に毛細血管(矢印)が透見されることを確認することで行っている(図4-d).

可及的に後方および鼻腔底まで軟骨膜を剥離した後, 鼻中隔軟骨前方を10〜15 mm程度残した状態で軟骨を上下に切開し, 反対側の軟骨膜下に入る. その際, 軟骨を切開する器具としては耳手術で使用するテラメス曲を用いている. まず, テラメス曲の先端が半分程度刺入する深さで軟骨を上下方向へ切開する(図4-e). テラメス曲を用いることで反対側の軟骨膜に切り込まず, 軟骨のみを切開することが容易となる. 続いてテラメス曲の先を反転し, 先ほどの切開部分に挿入して反対側の軟骨膜を剥離する(図4-f). そのまま後上方まで剥離した後, 篩骨正中板下方を笹木鉗子で削除する. なお, 篩骨正中板上方はkey stone areaと呼ばれる部分であり, これを削除すると鞍鼻のリスクがある. 特に, 鼻骨前端と篩骨垂直板の間の距離が短い症例では篩骨垂直板の前上方の処理により, たとえ鼻中隔軟骨を温存していたとしても鞍鼻をきたす可能性があるため, 術前にCT矢状断で同部の距離を確認しておく必要がある[7]. その後, 鼻中隔軟骨下方を鋤骨溝から外すことで, 鼻中隔軟骨は左右方向へ十分な可動性を得ることができる. このとき, 軟骨に余剰部分を認め

る場合は, 鋤骨溝に嵌まり込んでいた線とほぼ並行に切除する[8]が, それ以外の軟骨部分は可及的に保存する. L-strutを残して軟骨を切除する手技は, 軟骨全体の構造を脆弱化させる可能性があると考え, 現在は全く行っていない.

続いて鋤骨および鼻稜の切除を行う. その際, 鼻中隔軟骨や篩骨正中板との接合部には骨棘が存在することがあり, 粘膜破損をきたしやすいので注意が必要である. 骨棘の削除に際しては, まず, 凹側の粘膜を剥離した後, 骨棘を凹側へ押し込むように圧排することで軟骨膜との間を剥離し, その間隙からノミを挿入して, 骨棘を削除する. 特に注意すべき部位として, 鼻稜の最前方に位置するpremaxillary wingが挙げられる. 同部が骨棘形成をきたしている場合, 鼻腔入口部における狭窄が高度となるため, 同部を削除することが重要である. しかし, Killian法では切開部位とpremaxillary wingが近接するため, 骨棘を削除するための術野を展開することが困難である. これに対し, hemitransfixion鼻腔前方から良好な術野を得ることができるため, 比較的容易にpremaxillary wingの骨棘を削除することが可能である. ただし, premaxillary wingを削除することによって, 切歯管内を走行する蝶口蓋動脈中隔後鼻枝を損傷する可能性が高い. これによる出血に対してはバイポーラおよびベンシーツを用いて止血を行う. また, 鼻口蓋神経が切断されることで, 上顎切歯周囲のしびれを訴える症例がある. 同症状は術後1〜2ヶ月以内に改善する場合がほとんどであるが, 術前に十分に説明し, 同意を得ておく必要がある.

パッキング

鼻中隔血腫形成予防のため, 左右の鼻中隔粘膜はマニセプス®で縫合する. 中等度以上の前弯症例では, 剥離された凹側の粘膜が元の状態に戻ろうとして撓みやすい状態にあるため, 左右の鼻中隔粘膜と鼻中隔軟骨をまとめて2〜3針縫合固定する. その際, 23Gの注射針を刺入することで

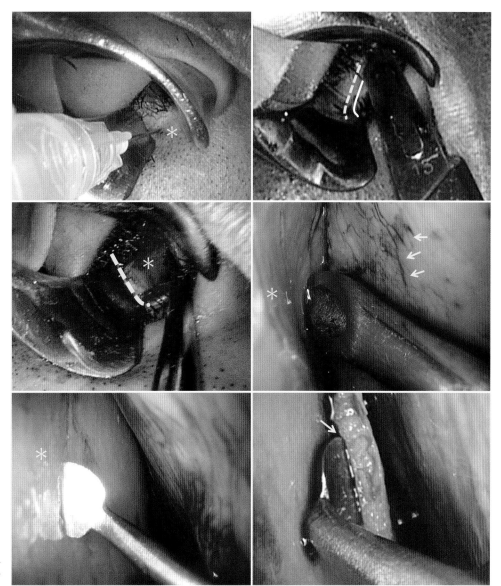

a	b
c	d
e	f

図 4. 軽度前弯症例に対する鼻中隔矯正術（左鼻腔からのアプローチ）
　a：浸潤麻酔に際しては，凹側の鼻中隔と鼻腔底の移行部の皮膚（＊印）に 2 倍希釈 1％エピネ
　　フリン含有リドカインを 5 m*l* 注射する
　b：軟骨前端（点線）よりも 2〜3 mm 後方（実線）を切開する
　c：鼻腔底の骨膜を剝離して骨面に達した後，そのまま鼻中隔側へ連続させながら軟骨膜を剝
　　離し，鼻中隔の軟骨面（＊印）を確認する．点線は軟骨前端の位置を示す
　d：久保式吸引付き剝離子で剝離している．左側が軟骨面（＊印），右側が軟骨膜である．剝離
　　した膜内に毛細血管（矢印）が透見されることで，軟骨膜であることが確認できる
　e：テラメスの先端が半分程度刺入する深さで軟骨（＊印）を上下方向へ切開する
　f：テラメスの先を反転し，e の切開部分（矢印）に挿入して反対側の軟骨膜を剝離する

4-0 PDS® の糸部分を貫通させる．

　当科では両側の粘膜下下鼻甲介骨切除術を併施
することが多い．そのような症例ではパッキング
をしないと下鼻甲介粘膜の腫脹が 1 週間程度持続

し，高度の鼻閉をきたすため，逆に患者に負担を
かけることになる．そこで，メロセル® を両鼻腔内
へ留置し，2 日後に抜去している．これにより，抜
去後に下鼻甲介粘膜の腫脹をきたすことは少なく，

以後, 良好な鼻腔通気度を保つことが可能となる.

まとめ

　鼻中隔弯曲症の病態と, 当科で施行している鼻中隔矯正術の術式について述べた. CT 解析を用いて前弯の程度を評価したうえで, 前弯の程度別に術式の選択を行っている. 軽度以上の前弯症例に対しては hemitransfixion approach を用い, 鼻中隔軟骨は可及的に保存している. 中等度以上の前弯症例に対しては軟骨前端の処理, 再建を含めた矯正を行っている.

参考文献

1) Williams RI : Hemitransfixion approach to problems of the nasal septum. Laryngoscope, **77** : 1116-1120, 1967.
2) 高橋　良 : 鼻中隔の成立と鼻中隔弯曲の成因について「進化による矛盾説」の提唱. 耳展, 補 **2** : 92-216, 1986.
　　Summary　ヒトは進化に伴って脳頭蓋が拡大し, 顎顔面頭蓋は後退した. 鼻中隔の発育成長とのバランスがとれず, 鼻中隔は弯曲をきたすようになった.
3) 飯村慈朗 : 鼻中隔手術―鼻閉に対する術式の変遷―. 日耳鼻, **120** : 1424-1432, 2017.
4) 平位知久, 福島典之, 呉　奎真ほか : 前弯を伴う鼻中隔弯曲症に対す Hemitransifixion approach の検討. 日耳鼻, **121** : 664-672, 2018.
5) 相原隆一, 高橋宏尚, 丸山　純ほか : 副鼻腔手術における内視鏡下鼻中隔部分切除. 耳鼻臨床, **90** : 173-179, 1997.
6) 平位知久, 福島典之, 永松将吾ほか : 鼻中隔前弯を伴う斜鼻に対して鼻骨骨切り術と鼻中隔矯正術の一期的手術を行った1例. 耳喉頭頸, **12** : 1141-1146, 2015.
　　Summary　鼻中隔前弯を伴う斜鼻に対して鼻骨骨切り術と鼻中隔矯正術の一期的手術を行うことで, 整容面と機能面で改善がみられた1例について報告した.
7) 児玉　悟 : 鼻中隔矯正術. 頭頸部外科, **26** : 163-167, 2016.
8) 齊藤秀行, 渡部高久, 小川　郁 : Cottle 法による鼻中隔矯正術. 頭頸部外科, **17** : 237-242, 2007.

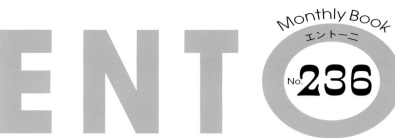

Monthly Book
エントーニ
ENTONI
No.236

最新刊

2019年9月　増大号
174頁　定価（本体価格 4,800 円＋税）

早わかり！
耳鼻咽喉科診療ガイドライン，
手引き・マニュアル—私の活用法—

編集企画　順天堂大学名誉教授　市川銀一郎

すでに精読した先生方は内容を再確認するため、またこれから読もうとする先生方にはまずその概略を知っていただくために、各分野に造詣の深い先生方に解説いただき、私の利用法も掲載！！

☆ CONTENTS ☆

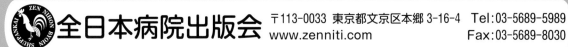

全日本病院出版会　〒113-0033 東京都文京区本郷 3-16-4　Tel：03-5689-5989
www.zenniti.com　Fax：03-5689-8030

MB ENT, 241：68-72, 2020

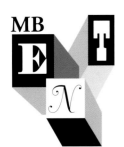

◆特集・"はなづまり" を診る

はなづまりの手術療法
―下鼻甲介手術について―

青井典明*

Abstract 下鼻甲介手術は，重症のアレルギー性鼻炎ならびに肥厚性鼻炎に対する手術である．① 鼻粘膜の縮小と変調を目的とした手術，② 鼻閉の改善を目的とした下鼻甲介手術，③ 鼻漏・くしゃみの改善を目的とした手術，に分類される．外来で可能な手術はレーザー粘膜蒸散術や高周波電気凝固装置による粘膜固有層凝固であり，粘膜下下鼻甲介（骨）切除術や後鼻神経切断術は数日の入院が望ましい．様々な手術手技があるが改善率は 50〜90% 程度である．本稿では本邦で普及しているレーザーを用いた粘膜蒸散術，高周波電気凝固装置による粘膜（固有層）凝固ならびに粘膜下下鼻甲介（骨）切除術，選択的後鼻神経切断術について述べる．

Key words アレルギー性鼻炎（allergic rhinitis），下鼻甲介（inferior turbinate），下鼻甲介手術（turbinate surgery），レーザー粘膜蒸散術（laser），後鼻神経（posterior nasal nerve）

はじめに

　下鼻甲介手術は，重症のアレルギー性鼻炎ならびに肥厚性鼻炎に対する術式であり，表1に示すように，① 鼻粘膜の縮小と変調を目的とした手術，② 鼻閉の改善を目的とした下鼻甲介手術，③ 鼻漏・くしゃみの改善を目的とした手術，に分類される[1][2]．アレルギー性鼻炎の治療目標の1つは，症状がない，あるいはあってもごく軽微で，日常生活に支障のない，薬もあまり必要ではない状態であり[1]，アレルギー性鼻炎においてくしゃみ，鼻漏は比較的薬物療法に反応するが，結合織の増生した粘膜の肥厚には効果が少ないため，一般に下鼻甲介手術の適応は薬物療法に反応の乏しい鼻閉を伴う症例となる[1]．手術療法については，その部位によって粘膜の蒸散，粘膜下の凝固，粘膜下（骨）切除など種々の術式（表1）[2]があり，主な術式の切除範囲は図1のようになる．本稿では本邦で普及しているレーザーを用いた粘膜蒸散術，高周波電気凝固装置による粘膜（固有層）凝固なら

びに粘膜下下鼻甲介（骨）切除術，選択的後鼻神経切断術について述べる．

レーザーによる粘膜蒸散術

1．レーザーの選択

　下鼻甲介粘膜の縮小と変調を目的とした手術であり，粘膜を変性させアレルギー反応を起こしにくくすることとと，その後の瘢痕収縮による気道拡大を目的とする手術である．レーザーの種類により，その深達度が異なる．炭酸ガス（CO_2）レーザーは水に吸収される性質が強いため，その深達度が 0.5〜1 mm 程度と浅い[2]〜[4]．そのため，術後に痂疲が付着する期間が短い．一方で，YAG レーザーは深達度が深く 10 mm 程度に達するため，出血や疼痛がやや強い傾向にあり[2]，術後の痂疲が付着する期間が長くなる[3]．

2．実際の手技；CO_2 レーザーを用いた下鼻甲介粘膜蒸散術

　4% キシロカインと 0.1% アドレナリンを浸したガーゼで下鼻甲介を包み込むように表面麻酔を

* Aoi Noriaki，〒693-8501 島根県出雲市塩冶町 89-1　島根大学医学部耳鼻咽喉科，准教授

表 1. アレルギー性鼻炎に対する手術療法

① 鼻粘膜の縮小と変調を目的とした手術
　・レーザーによる粘膜蒸散
　・超音波振動メスによる粘膜切開・熱変性
　・高周波電気凝固装置による粘膜(固有層)凝固
　　(サージトロン®，コブレーター®，Celon®，アルゴンプラズマなど)
　・化学物質(80%トリクロール酢酸)による粘膜腐食
　・凍結手術
② 鼻閉の改善を目的とした下鼻甲介手術
　・剪刀やマイクロデブリッターによる下鼻甲介切除術
　・粘膜下下鼻甲介(骨)切除術
③ 鼻漏・くしゃみの改善を目的とした手術
　・後鼻神経切除術
　・Vidian 神経切除術

(文献 2 より引用改変)

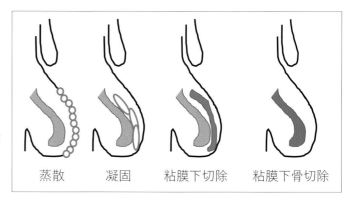

図 1.
主な術式の切除範囲
蒸散，凝固，粘膜下切除，粘膜下骨切除で操作
を加える部位のイメージを示す(右鼻腔)
(文献 2 より引用改変)

蒸散　　凝固　　粘膜下切除　　粘膜下骨切除

行う．CO₂ レーザーは 4~5W の出力で，de-focused mode で焼灼を行う．レーザーの Tip は前方は 0°，後方は斜視デバイスを用いて下鼻甲介表面を全面にわたり蒸散する．非接触で蒸散することで，術中の痂疲の脱落による出血を予防できる．蒸散中は煙が鼻内に充満するためこれを吸引するか，患者に合間を見計らって吹き出すように指導する．術中は術者，患者とも眼球保護のため専用の眼鏡を装着する必要がある．後方は内視鏡下に焼灼すると確実に施術できる．術後のガーゼパッキングは不要である[2)5)]．手術施行回数に伴う累積効果が報告されており，有効例では数ヶ月に1回の頻度で 2~3 回の焼灼を検討する[5)]．

3．治療効果

レーザーによる粘膜蒸散術は汎用されている術式で，多くの報告があり，竹野ら[6)]によると自覚症状の改善度では 7~8 割程度とされ，手術効果が不良な症例は一般的に早期(1 年以内)に鼻症状が再燃すること，使用するレーザー装置の違いに有効性の差は認められないこと，くしゃみ＞鼻汁＞

鼻閉の順で再増悪が認められるとしている．また，粘膜再生に伴う再燃が危惧されるところではあるが，長期成績について，5 年で 40%[7)]，7 年で 50%[8)]などの報告もあり，半数の症例では長期にわたって有効である可能性がある．

高周波電気凝固装置による粘膜(固有層)凝固

本術式は高周波(ラジオ波)にて粘膜固有層の凝固を行う術式で，外来で施行可能である．高周波電気凝固装置の特徴として ① 一般の電気メスと比較し高周波であるため深達度が浅く電流密度が高いこと(局所で作用する)，② 本術式で使用されるプローブは先端がバイポーラとなっており周囲組織の損傷が抑えられる，③ 低温(40~70℃)での処置ができる点である．

当院ではサージトロン®のバイポーラ鼻腔用探針(図 2)を用いている．粘膜下の手術のため，表面麻酔のみでなく，局所浸潤麻酔も必要である．下鼻甲介に刺入し，部位を変えながら 5 秒程度の凝固を数回行う．施術後数日は一過性の腫脹によ

る鼻閉を生じるため，一側ずつ行うのも選択肢と
なりうる.

粘膜下下鼻甲介(骨)切除術ならびに
選択的後鼻神経切断術

　本術式は下鼻甲介の粘膜を温存することで，鼻
粘膜の機能である加温，加湿，浄化を維持しなが
ら，下鼻甲介粘膜下の組織を除去することで鼻閉
を改善させる手術である．レーザー蒸散術や粘膜
(固有層)凝固術と比較し，物理的に体積を減らす
手術であるので確実な手術ではあるが，術後パッ
キングの必要性があり，数日の入院が望ましい.

1．マイクロデブリッター(タービネートブ
　　レード®)を用いた粘膜下下鼻甲介切除術

　メドトロニックより市販されているタービネー
トブレード®を用いれば，下鼻甲介粘膜を損傷す
ることなく粘膜下組織のみを除去し，肥大化した
粘膜下組織を除去することができる．このブレー
ドは先端に剝離子がついたデブリッターであり，

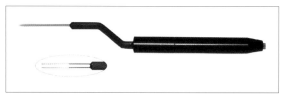

図 2. サージトロン®のバイポーラ鼻腔用探針
下鼻甲介に刺入し，高周波にて粘膜固有層凝固を
行うことができる
（ellman-Japan HP より引用）

本術式では下鼻甲介に表面麻酔，局所浸潤麻酔を
行った後，下鼻甲介先端に切開を置き，内視鏡で
見ながら下鼻甲介粘膜を損傷しないようにブレー
ドを挿入し，その後，粘膜下組織を吸引除去す
る[2]（図3）．剝離子がついているが，ブレードを挿
入する部位は粘膜下であり，骨膜下ではないこと
に注意する.

2．粘膜下下鼻甲介骨切除術

　CTで下鼻甲介骨の肥厚や突出を認める症例で
適応となる．下鼻甲介に表面麻酔，局所浸潤麻酔
を行った後，下鼻甲介前端に粘膜切開を置き，剝
離子や吸引剝離子を用いて骨膜下に剝離を行う.
骨面が滑らかな上方で骨膜を剝離し，ここから下
方へ向かうと剝離がしやすい．下鼻甲介の骨の一
塊切除にこだわる必要はなく，粘膜損傷を予防す
るために全周性に剝離できた部位から下鼻甲介骨
を鉗子で骨折させ除去する.

　また，粘膜下組織の肥厚が強い場合には，下鼻
甲介骨切除部にストレートのマイクロデブリッ
ターを挿入し，粘膜下組織を吸引除去することも
できる．この際も粘膜面の損傷をきたすことがな
いよう配慮が必要である.

3．選択的後鼻神経切断術

　薬物療法に反応の乏しいくしゃみ，鼻汁型の症
例や，充全型の症例で行う術式である．後鼻神経
には蝶口蓋孔を出たのち前下方へ分枝し，これら
の分枝は下鼻甲介に分布する．後鼻神経には知覚
神経である三叉神経第Ⅱ枝と翼口蓋神経節由来の

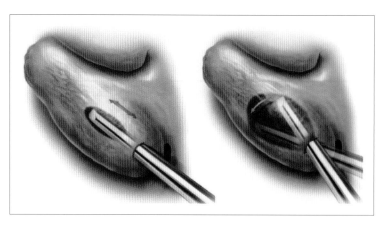

図 3.
タービネートブレード®を用いた粘膜下
下鼻甲介切除術のイメージ
ブレードを挿入する部位は粘膜下であり，
骨膜下ではないことに注意する
（Medtronic Procedure Guide より引用）

遠心性副交感神経が含まれている．粘膜下下鼻甲介骨切除術を施行する際，下鼻甲介骨の溝と一致して，骨膜下に後鼻神経の分枝を含む索状物を確認できる（図4）．索状物をバイポーラで凝固したのち，剪刀などで切断することで，くしゃみ，鼻汁の軽減が期待できる．蝶口蓋孔での後鼻神経切断が一般的であったが，蝶口蓋動脈からの出血の

リスクもあり，下鼻甲介での分枝の切断であればこれらのリスクが軽減できる（図5）．

治療効果と術式の選択

下鼻甲介手術の効果に関しては，どの術式も50～90％程度で大きな変わりはない[3]が，成人の肥厚性鼻炎に対するメタアナリシスを用いたレビュー[10]では，下鼻甲介切除術（turbinectomy），下鼻甲介形成術（turbinoplasty），高周波電気凝固装置など用いた凝固術（thermal technique），レーザー焼灼術に分類して評価し，この中で96.6％の論文で50％以上の症例で自覚症状が改善したことが報告されている．他のレビューでは合併症の少なさでは凍結手術，レーザー手術，高周波電気凝固装置による粘膜（固有層）凝固が優れるが，治療効果の持続，下鼻甲介粘膜機能の維持および合併症が比較的少ないという点からは高周波電気凝固装置による粘膜（固有層）凝固あるいは粘膜下下鼻甲介（骨）切除術が望ましいことが報告されている[11]．Passàli らは，粘膜下切除に加えて下鼻甲介を外側に変位させる術式が術後数年経過後も症状スコアなどで最も有効であったと報告している[12]．

術式の選択にあたっては，その有効性と効果の

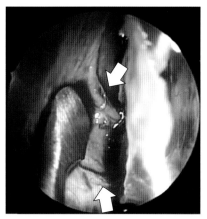

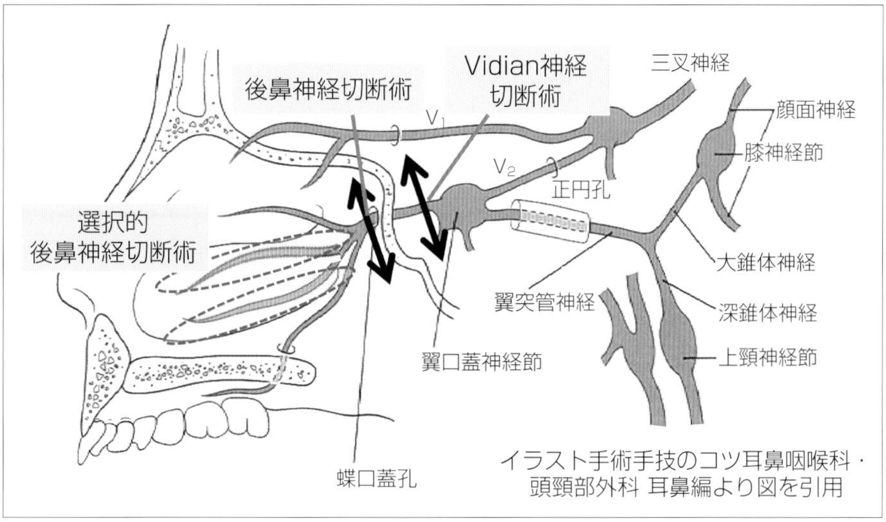

図4．選択的後鼻神経切断術
粘膜下下鼻甲介骨切除術を施行する際，下鼻甲介骨の溝と一致して，骨膜下に後鼻神経の分枝を含む索状物（⇨）を確認できる．バイポーラで焼灼後，剪刀で切断する

後鼻神経切断術

Vidian神経
切断術

選択的
後鼻神経切断術

三叉神経

V_1

V_2

正円孔

顔面神経

膝神経節

大錐体神経

深錐体神経

上顎神経節

翼突管神経

翼口蓋神経節

蝶口蓋孔

イラスト手術手技のコツ耳鼻咽喉科・
頭頸部外科 耳鼻編より図を引用

図5．後鼻神経の走行と各術式での切断部位
（文献9より引用）

持続，合併症と入院の必要性の有無，アレルギー性鼻炎においては病型と重症度を含めての検討が必要である．下鼻甲介手術の術式は多々あるがそれぞれ一長一短がある．下鼻甲介手術の適応となる症例は前述のとおり，一般的には薬物療法に反応の乏しい鼻閉を伴う症例となる．術式を選択するにあたり，まずは前鼻鏡，内視鏡，画像検査，鼻腔通気度検査，アコースティックライノメトリーなどを用いて下鼻甲介と鼻閉の状態を把握するとともに，鼻中隔弯曲などの有無についても精査を行う．表1に示す①の術式は患者負担が少なく，術後にパッキングの必要もないことから外来で施行可能であるが，治療効果としては②の術式のほうが確実である．②の術式は術後に原則として何らかのパッキングが必要であり，外来手術も可能ではあるが，一般には術後に数日の入院が望ましい[2]．③の術式は，基本的に②の術式と併せて行う手術であり同様に数日の入院を必要とする．術式の選択にあたっては，入院可能かどうかについて患者の意向を尊重しながらの決定となる．入院可能な場合には治療効果が確実な②を，入院できない場合には侵襲の少ない①の手術を行い，効果不十分であれば入院にて②の手術を行うというのも選択肢である[2)4)]．アレルギー性鼻炎患者においては，鼻粘膜はアレルギー反応の場であることから，いかなる術式を用いても，いずれ下鼻甲介粘膜が再生し鼻症状が再燃してくる可能性があることは患者へ説明しておく必要がある．

まとめ

アレルギー性鼻炎を中心に下鼻甲介手術について概説した．適応となるのは保存的治療が無効な症例や重症例が適応となる．後鼻神経切断術に関してはくしゃみ，鼻漏に対する効果が期待できる．様々な手術手技があるが改善率は50〜90％程度であり，術式選択にあたっては入院可能かどうかについて患者の意向を尊重しながらの決定とな

る．いずれの術式を行う場合でも下鼻甲介粘膜が再生し鼻症状が再燃してくる可能性があることは患者へ説明しておく必要がある．

文 献

1) 鼻アレルギー診療ガイドライン作成委員会：鼻アレルギー診療ガイドライン―通年性鼻炎と花粉症―2016年版(改訂第8版)．ライフ・サイエンス, 2015.
2) 鴻 信義：外来におけるアレルギー性鼻炎の手術治療. MB ENT, **192**：65-70, 2016.
3) 中丸裕爾：アレルギー性鼻炎の手術療法. MB ENT, **180**：25-30, 2015.
4) 鈴木元彦：下鼻甲介手術. JOHNS, **29**(7)：1122-1128, 2013.
5) 竹本浩太, 竹野幸夫：鼻腔・鼻翼の手術 下鼻甲介手術. JOHNS, **34**(9)：1165-1168, 2018.
6) 竹野幸夫, 河野崇志：鼻アレルギーの下鼻甲介手術へのレーザーの応用. MB ENT, **174**：17-23, 2014.
7) 竹野幸夫, 中下陽介, 石野岳志ほか：炭酸ガスレーザーによる下鼻甲介粘膜焼灼術の長期治療成績. 日鼻誌, **50**(1)：7-12, 2011.
8) Leong SC, Kubba H, White PS：A review of outcomes following inferior turbinate reduction surgery in children for chronic nasal obstruction. Int J Pediatr Otorhinolaryngol, **74**(1)：1-6, 2010.
9) 浦長瀬昌宏, 川村順子, 丹生健一：粘膜下下鼻甲介骨切除と併用した選択的後鼻神経切断術のアレルギー性鼻炎への有用性に関する検討. 日鼻誌, **52**(4)：494-498, 2014.
10) Batra PS, Seiden AM, Smith TL：Surgical management of adult inferior turbinate hypertrophy：a systematic review of the evidence. Laryngoscope, **119**(9)：1819-1827, 2009.
11) Sinno S, Mehta K, Lee ZH, et al：Inferior Turbinate Hypertrophy in Rhinoplasty：Systematic Review of Surgical Techniques. Plast Reconstr Surg, **138**(3)：419e-429e, 2016.
12) Passàli D, Passàli FM, Damiani V, et al：Treatment of inferior turbinate hypertrophy：a randomized clinical trial. Ann Otol Rhinol Laryngol, **112**(8)：683-688, 2003.

一般社団法人日本頭頸部癌学会主催　第 11 回教育セミナーのご案内

一般社団法人　日本頭頸部癌学会

教育委員会委員長　　白倉　　聡

　一般社団法人日本頭頸部癌学会主催第 11 回教育セミナーを下記の要領で開催いたしますのでご案内申し上げます．会場は「大阪国際会議場」です．第 44 回日本頭頸部癌学会会場と同じ会場となります．

　第 11 回教育セミナーの内容は 1) 総論，2) 大唾液腺がん，3) 喉頭がんといたしました．本セミナー受講者には日本がん治療認定医機構の学術単位 (3 単位)，日本口腔外科学会専門医制度の資格更新のための研修単位 (5 単位)，日本耳鼻咽喉科学会専門医資格更新の学術業績・診療以外の活動実績 (0.5 単位) が与えられます．また，日本頭頸部外科学会主催頭頸部がん専門医申請資格の学術活動として認められますので，多数のご参加をお待ちしております．なお，日本耳鼻咽喉科学会専門医の方は必ず IC カードをお持ちください．専門医 IC カードのみでの受付となります．

　セミナー当日には翌 5 日からの第 44 回日本頭頸部癌学会の受付等は行っておりません．

記

1．日　　時：2020 年 6 月 4 日 (木) 12：30 ～ 17：30 (予定)

2．会　　場：大阪国際会議場　10 階　会議室 1003・会議室 1001 + 1102 (予定)
　　　　　　　〒 530-0005　大阪府大阪市北区中之島 5 丁目 3-51
　　　　　　　TEL：06-4803-5555 (代)　URL：https://www.gco.co.jp/

3．内　　容：テーマ 1. 総論　　テーマ 2. 大唾液腺がん　　テーマ 3. 喉頭がん

4．受講料：5,000 円「第 11 回教育セミナー」と明記の上，下記口座にお振り込みください．
　　　　　　　郵便振替口座：(当座) 00190-2-420734
　　　　　　　加入者名：一般社団法人　日本頭頸部癌学会

5．定　　員：400 名

6．応募方法：当学会 HP に掲載の受講申込用紙に必要事項をご記入の上，日本頭頸部癌学会セミナー担当宛 (jshnc-service@onebridge.co.jp) にメールにてお送りください．受講料の振り込みが確認され次第，参加受付証を郵送いたします．申込締切は 2020 年 5 月 22 日 (金) (必着) です．先着順に受付いたします．

7．参加資格：特に規定はありません (ただし，一般の方は対象としておりません)．医師以外のメディカルスタッフの方も歓迎いたします．なお，医学生，初期研修医，医師以外のメディカルスタッフの方は受講料が不要ですが，指導教授 (医) または所属部署の責任医師の証明が必要です．頭頸部癌学会 HP 内の案内に書式を掲載しますので，受講申込用紙と併せてご提出ください．

8．注意事項：原則当日受付は行いません．席に余裕がある場合には受講のみは可能としますが，いかなる理由であっても当日受付での受講修了証の発行はいたしませんのでご注意ください．また，第 44 回日本頭頸部癌学会の日程が 6 月 5 日 (金) ～ 6 日 (土) となる関係上，今回の教育セミナーは木曜日の開催です．例年とは曜日が異なるのでご注意ください．

以上

FAXによる注文・住所変更届け

改定：2015年1月

　毎度ご購読いただきましてありがとうございます．

　読者の皆様方に小社の本をより確実にお届けさせていただくために，FAXでのご注文・住所変更届けを受けつけております．この機会に是非ご利用ください．

◎ご利用方法

　FAX専用注文書・住所変更届けは，そのまま切り離してFAX用紙としてご利用ください．また，注文の場合手続き終了後，ご購入商品と郵便振替用紙を同封してお送りいたします．**代金が5,000円をこえる場合，代金引換便とさせて頂きます．**その他，申し込み・変更届けの方法は電話，郵便はがきも同様です．

◎代金引換について

　本の代金が5,000円をこえる場合，代金引換とさせて頂きます．配達員が商品をお届けした際に，現金またはクレジットカード・デビットカードにて代金を配達員にお支払い下さい(本の代金＋消費税＋送料)．(※年間定期購読と同時に5,000円をこえるご注文を頂いた場合は代金引換とはなりません．郵便振替用紙を同封して発送いたします．代金後払いという形になります．送料は定期購読を含むご注文の場合は頂きません)

◎年間定期購読のお申し込みについて

　年間定期購読は，1年分を前金で頂いておりますため，代金引換とはなりません．郵便振替用紙を本と同封または別送いたします．送料無料，また何月号からでもお申込み頂けます．

　毎年末，次年度定期購読のご案内をお送りいたしますので，定期購読更新のお手間が非常に少なく済みます．

◎住所変更届けについて

　年間購読をお申し込みされております方は，その期間中お届け先が変更します際，必ずご連絡下さいますようよろしくお願い致します．

◎取消，変更について

　取消，変更につきましては，お早めにFAX，お電話でお知らせ下さい．

　返品は，原則として受けつけておりませんが，返品の場合の郵送料はお客様負担とさせていただきます．その際は必ず小社へご連絡ください．

◎ご送本について

　ご送本につきましては，ご注文がありましてから約1週間前後とみていただきたいと思います．お急ぎの方は，ご注文の際にその旨をご記入ください．至急送らせていただきます．2～3日でお手元に届くように手配いたします．

◎個人情報の利用目的

　お客様から収集させていただいた個人情報，ご注文情報は本サービスを提供する目的(本の発送，ご注文内容の確認，問い合わせに対しての回答等)以外には利用することはございません．

　その他，ご不明な点は小社までご連絡ください．

株式会社　全日本病院出版会

〒113-0033 東京都文京区本郷3-16-4-7F
電話03(5689)5989　FAX03(5689)8030　郵便振替口座00160-9-58753

年　　月　　日

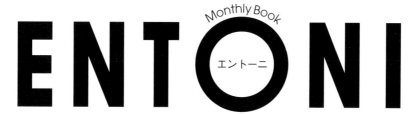

Monthly Book

ENTONI
エントーニ

FAX 専用注文書

「Monthly Book ENTONI」誌のご注文の際は，このFAX 専用注文書
もご利用頂けます．また電話でのお申し込みも受け付けております.
毎月確実に入手したい方には年間購読申し込みをお勧めいたします．また
各号1冊からの注文もできますので，お気軽にお問い合わせください.

バックナンバー合計
5,000円以上のご注文
は代金引換発送

―お問い合わせ先―
㈱全日本病院出版会 営業部
電話 03(5689)5989　　FAX 03(5689)8030

□年間定期購読申し込み　**No.**　　から

□バックナンバー申し込み

No.	-	冊	No.	-	冊	No.	-	冊	No.	-	冊
No.	-	冊	No.	-	冊	No.	-	冊	No.	-	冊
No.	-	冊	No.	-	冊	No.	-	冊	No.	-	冊
No.	-	冊	No.	-	冊	No.	-	冊	No.	-	冊

□他誌ご注文

　　　　　　　　　　　　　　冊　　　　　　　　　　　　　　　　　冊

お名前	フリガナ　　　　　　　　　　　　　　　　印	診療科

ご送付先

〒　　-

□自宅　　□お勤め先

電話番号	□自宅 □お勤め先

FAX 03-5689-8030 全日本病院出版会行

全日本病院出版会行

FAX 03-5689-8030

年　月　日

住 所 変 更 届 け

お 名 前	フリガナ	
お客様番号		毎回お送りしています封筒のお名前の右上に印字されております8ケタの番号をご記入下さい。
新お届け先	〒　　　　　　都 道 　　　　　　　　府 県	
新電話番号	（　　　　　　）	
変更日付	年　　月　　日より	月号より
旧お届け先	〒	

※ 年間購読を注文されております雑誌・書籍名に✓を付けて下さい。
- ☐ Monthly Book Orthopaedics （月刊誌）
- ☐ Monthly Book Derma. （月刊誌）
- ☐ 整形外科最小侵襲手術ジャーナル （季刊誌）
- ☐ Monthly Book Medical Rehabilitation （月刊誌）
- ☐ Monthly Book ENTONI （月刊誌）
- ☐ PEPARS （月刊誌）
- ☐ Monthly Book OCULISTA （月刊誌）

FAX 03-5689-8030

全日本病院出版会行

Monthly Book ENTONI バックナンバー ※※※※※※※※※※※※※※※※※※※※※

━・━━・━━・━━・━━・━━・━━・━━・━━・━━・━━・━━・━

通常号⇒2,500 円＋税
※No.197 以前発行のバックナンバー，各目次等
　の詳しい内容は HP（www.zenniti.com）をご
　覧下さい.

次号予告

小児のみみ・はな・のど救急対応
―治療と投薬―

No.242（2020年3月号）

編集企画／東邦大学医療センター佐倉病院教授

鈴木　光也

小児の外耳疾患　　　　　　　物部　寛子

小児の中耳疾患　　　　　　　伊藤　真人

小児の急性感音難聴　　　　　小山　一ほか

小児のめまい　　　　　　　　五島　史行

小児の鼻出血　　　　　　　　太田　康

小児の鼻・副鼻腔疾患　　　　井上なつきほか

小児の顔面外傷　　　　　　　和田　弘太

小児の咽頭疾患（除く異物）　上村　明寛ほか

小児の喉頭疾患　　　　　　　田山　二朗

小児にみられる頸部腫脹　　　有本友季子

小児の異物　　　　　　　　　菊地　茂

編集顧問：本庄　巌　　京都大学名誉教授
編集主幹：市川 銀一郎　順天堂大学名誉教授
　　　　　小林　俊光　仙塩利府病院 耳科手術センター長
　　　　　曾根 三千彦　名古屋大学教授

No.241　編集企画：
竹野　幸夫　広島大学教授

Monthly Book ENTONI No.241

2020年2月15日発行（毎月1回15日発行）
定価は表紙に表示してあります．
Printed in Japan

発行者　　末 定 広 光
発行所　　株式会社　全日本病院出版会
〒113-0033 東京都文京区本郷3丁目16番4号7階
電話（03）5689-5989　Fax（03）5689-8030
郵便振替口座 00160-9-58753

印刷・製本　三報社印刷株式会社　電話（03）3637-0005
広告取扱店　㈱日本医学広告社　電話（03）5226-2791

© ZEN・NIHONBYOIN・SHUPPANKAI, 2020

・本誌に掲載する著作物の複製権・翻訳権・上映権・譲渡権・公衆送信権（送信可能化権を含む）は株式会社全日本病院出版会が保有します．
・ JCOPY ＜(社)出版者著作権管理機構 委託出版物＞
本誌の無断複写は著作権法上での例外を除き禁じられています．複写される場合は，そのつど事前に，(社)出版者著作権管理機構（電話 03-5244-5088, FAX 03-5244-5089, e-mail: info@jcopy.or.jp）の許諾を得てください．
本誌をスキャン，デジタルデータ化することは複製に当たり，著作権法上の例外を除き違法です．代行業者等の第三者に依頼して同行為をすることも認められておりません．